AUF ABRUF

GESCHICHTEN AUS DER NOTAUFNAHME

BAND 1

DAVID BERG, M.D.

FREE REIGN

Copyright © 2024 von David Berg, M.D.
Veröffentlicht von Free Reign Publishing

Dieses Buch oder Teile davon dürfen ohne ausdrückliche schriftliche Genehmigung des Herausgebers weder reproduziert noch anderweitig verwendet werden, mit Ausnahme der Verwendung kurzer Zitate in einer Buchbesprechung.

Alle Rechte vorbehalten.

Free Reign Publishing, LLC
San Diego, CA, USA

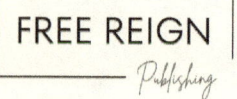

INHALT

Einführung	v
Kapitel 1 *Traumatische Hirnverletzung*	1
Kapitel 2 *Schwere Präeklampsie*	7
Kapitel 3 *Abgetrennter Fuß*	13
Kapitel 4 *Lungenembolie*	19
Kapitel 5 *Ertrinken*	27
Kapitel 6 *Säureverbrennung*	33
Kapitel 7 *Lebensmittelvergiftung: Vibrio Parahaemolyticus*	41
Kapitel 8 *Schusswunde*	47
Kapitel 9 *Schwere Atemnot*	53
Kapitel 10 *Zertrümmerter Schädel*	59
Auszug des Verlags	65
Kapitel 11 *Bakterielle Meningitis*	73
Kapitel 12 *Beinverletzung*	79
Kapitel 13 *Wurmbefall mit einer Portion nekrotisierende Fasziitis*	87
Kapitel 14 *Haiangriff*	95

Kapitel 15   101
Augen voller Glas

Kapitel 16   107
Hitzschlag

Kapitel 17   115
Ablösen der Handschuhe

Kapitel 18   123
Daumen amputiert

Kapitel 19   129
Geplatzter Hoden

Kapitel 20   135
Erfrierungen

Über den Autor   141
Bücher von David Berg, M.D.   143

EINFÜHRUNG

Willkommen zu meiner neuen Serie *Auf Abruf: Geschichten aus der Notaufnahme*. Als Arzt, der unzählige Stunden in der chaotischen, unberechenbaren Welt der Notaufnahme verbracht hat, habe ich einige der außergewöhnlichsten und unvergesslichsten Momente meiner Karriere miterlebt.

In meinen vorherigen Serien *Stat: Verrückte medizinische Geschichten* und *Crash: Geschichten aus der Notaufnahme* habe ich Ihnen die spannenden, herzzerreißenden und oft bizarren Fälle erzählt, die die Notaufnahme zu einer so einzigartigen Umgebung machen. Von wundersamen Genesungen bis hin zu rätselhaften Mysterien, von herzerwärmenden Momenten bis hin zu purem Wahnsinn – diese Geschichten haben die Essenz dessen eingefangen, was es bedeutet, an vorderster Front der medizinischen Versorgung zu stehen.

Mit *Auf Abruf* werde ich Sie hinter die Kulissen führen und Ihnen einen unverfälschten, ungefilterten Blick auf die Herausforderungen und Erfolge bieten, denen wir uns täglich stellen müssen. Jeder Fall ist ein Beweis für die Widerstandsfähigkeit, das Mitgefühl und den Einfallsreichtum der medizinischen Fachkräfte, die ihr Leben der Rettung anderer widmen.

In diesen Geschichten lernen Sie Patienten kennen, deren Mut angesichts der Widrigkeiten Sie inspirieren wird, und Sie werden die entscheidende Rolle der Notfallmedizin in unserem Gesundheitssystem mehr zu schätzen wissen. Egal, ob Sie ein erfahrener Mediziner, ein aufstrebender Gesundheitsmitarbeiter oder einfach jemand sind, der von der Dramatik der Notaufnahme fasziniert ist, *Auf Abruf* bietet Ihnen einen Platz in der ersten Reihe für die außergewöhnliche Welt der Notfallmedizin.

Lehnen Sie sich also zurück, blättern Sie um und bereiten Sie sich darauf vor, in die fesselnde Welt der Notaufnahme einzutauchen, wo jede Sekunde zählt und jede Entscheidung den Unterschied zwischen Leben und Tod bedeuten kann.

Vielen Dank, dass Sie mich auf dieser Reise begleiten.

Mit freundlichen Grüßen
David Berg, M.D.

Als der Anruf kam, erwartete ich bereits eine arbeitsreiche Nacht. Die Notaufnahme war seit meinem Dienstantritt voll, und der stetige Patientenstrom ließ nicht nach. Aber als sie den Teenager hereinrollten, sank mir das Herz. Er war auf dem Fahrrad von einem Auto angefahren worden und hatte ein Schädel-Hirn-Trauma erlitten. Die Sanitäter informierten uns schnell: Der Patient war am Unfallort bewusstlos gewesen, hatte aber unterwegs das Bewusstsein wiedererlangt, wenn auch verwirrt und desorientiert.

Der Patient war ein Mann in den späten Teenagerjahren und wirkte abgesehen von dem offensichtlichen Trauma fit und gesund. Sein Helm war zertrümmert, eine düstere Erinnerung an die Wucht des Aufpralls. Wir gingen rasch vor und führten eine Erstuntersuchung durch, um seinen Zustand zu beurteilen. Seine Atemwege waren frei, seine Atmung war jedoch schnell und flach. Sein Kreislauf war stabil, aber sein Glasgow Coma Scale (GCS)-Wert war mit 8 besorgniserregend niedrig, was auf eine schwere Hirnverletzung hindeutete.

Nachdem wir seine Atemwege mit einem Endotrachealtubus stabilisiert und eine ausreichende Beatmung sichergestellt hatten, führten wir eine zweite Untersuchung durch. Er hatte mehrere Prellungen und Abschürfungen, insbesondere auf der rechten Seite, wo er wahrscheinlich gelandet war. Eine tiefe Schnittwunde auf seiner Stirn, knapp unter dem Haaransatz, blutete stark. Wir reinigten und nähten die Wunde schnell. Angesichts des Verletzungsmechanismus und seines sich verschlechternden Geisteszustands ordnete ich sofort eine Computertomographie von Kopf und Hals an.

Der CT-Scan zeigte eine Mischung verschiedener Verletzungen: ein subdurales Hämatom auf der linken Seite seines Gehirns mit Mittellinienverschiebung, was auf einen erhöhten intrakraniellen Druck (ICP) hindeutet. Es gab auch Hinweise auf eine diffuse axonale Verletzung (DAI), eine Art von Hirnschaden, der auftritt, wenn sich das Gehirn schnell im Schädel verschiebt und Risse in den langen Nervenfasern des Gehirns verursacht. Das waren keine guten Nachrichten. Das subdurale Hämatom erforderte einen dringenden chirurgischen Eingriff, um den Druck auf sein Gehirn zu lindern, und die DAI deutete auf eine weiter verbreitete und schwerere Hirnverletzung hin.

Wir bereiteten den Patienten in Abstimmung mit dem neurochirurgischen Team auf die Operation vor. Der Anästhesist verabreichte Medikamente zur Kontrolle seines ICP, darunter Mannitol und hypertonische Kochsalzlösung. Diese Mittel halfen dabei, Flüssigkeit aus dem Gehirn zu ziehen, wodurch der Druck vorübergehend gesenkt wurde. Der Patient wurde dann in den Operationssaal gebracht, wo die Neurochirurgen eine Kraniotomie durchführten, um das Hämatom zu entfernen.

Die Operation dauerte mehrere Stunden. In der Zwischenzeit überwachte ich seine Vitalfunktionen und stimmte mich mit dem Personal der Intensivstation ab, um sicherzustellen, dass alles für seine postoperative Versorgung bereit war. Die Neurochirurgen berichteten, dass das Hämatom erfolgreich entfernt und die Mittellinienverschiebung des Gehirns korrigiert worden sei. Sie gaben jedoch zu bedenken, dass die Prognose aufgrund des Ausmaßes der DAI weiterhin verhalten sei.

Auf der Intensivstation überwachten wir den neurologischen Zustand des Patienten genau und überwachten den Hirndruck, um die Behandlung zu steuern. Die Sedierung wurde mit Propofol aufrechterhalten, um den Stoffwechselbedarf des Gehirns zu senken, und der Patient wurde an ein Beatmungsgerät angeschlossen, um eine optimale Sauerstoffversorgung und Kohlendioxidentfernung zu gewährleisten. Wir begannen auch mit einer Behandlung mit Antiepileptika, da TBIs Anfälle auslösen können. Levetiracetam wurde aufgrund seiner Wirksamkeit und seines Sicherheitsprofils ausgewählt.

Um sekundäre Hirnschäden zu verhindern, haben wir ein striktes Protokoll zur Aufrechterhaltung eines angemessenen zerebralen Perfusionsdrucks (CPP) eingeführt. Dies beinhaltete ein sorgfältiges Flüssigkeitsmanagement und die Verwendung von Vasopressoren wie Norepinephrin, um sicherzustellen, dass der Blutdruck im Zielbereich blieb. Der Patient wurde in einer leicht erhöhten Kopfposition gehalten, um den venösen Abfluss aus dem Gehirn zu fördern und den ICP zu senken.

Ein weiterer wichtiger Aspekt seiner Pflege war die Ernährung. Wir begannen mit der enteralen Ernährung über eine Magensonde und versorgten ihn mit protein- und kalorienreicher Nahrung, um Heilung und Genesung zu unterstützen. Regelmäßige Blutuntersuchungen überwachten seinen Elektrolytspiegel und Stoffwechselzustand und passten die Nahrungsformel nach Bedarf an.

In den nächsten Tagen schwankte der Zustand des Patienten. Episoden erhöhten ICP mussten wir mit zusätzlichen Mannitol-Dosen und vorsichtigen Anpassungen seiner Sedierung behandeln. Seine neurologischen Untersuchungen wurden häufig wiederholt, um jede Veränderung seiner Reaktionsfähigkeit oder seiner Reflexe zu notieren. Die Krankenschwestern drehten ihn regelmäßig um, um Druckgeschwüren vorzubeugen, und sorgten für eine sorgfältige Pflege, um Infektionen zu vermeiden, insbesondere eine beatmungsassoziierte Lungenentzündung, die bei solchen Patienten eine häufige Komplikation darstellt.

Etwa am fünften Tag gab es einen Hoffnungsschimmer. Der Patient begann Anzeichen einer Besserung zu zeigen. Sein ICP stabilisierte sich und wir begannen, ihn von den Beruhigungsmitteln zu entwöhnen, um seine neurologischen Funktionen genauer beurteilen zu können. Er reagierte auf schmerzhafte Reize, ein positives Zeichen, obwohl er bewusstlos blieb.

Am Ende der zweiten Woche extubierten wir ihn und stellten ihn zur Sauerstoffversorgung auf eine High-Flow-Nasenkanüle um. Er begann, zielstrebige Bewegungen zu zeigen, z. B. sich vor Schmerzen zurückzuziehen und gelegentlich die Augen zu öffnen. Dies waren ermutigende Zeichen, aber der Weg zur Genesung war noch lang.

Die Rehabilitation begann, sobald er es verkraften konnte. Die Physiotherapie konzentrierte sich auf die Aufrechterhaltung des Muskeltonus und die Vorbeugung von Kontrakturen. Die Beschäftigungstherapie begann mit der Arbeit an grundlegenden Selbstpflegefähigkeiten, obwohl er nicht bei vollem Bewusstsein war. Außerdem wurde eine Sprachtherapie eingeleitet, um seine Schluck- und Kommunikationsfähigkeiten zu beurteilen und schließlich zu verbessern.

Aus Wochen wurden Monate, und die Fortschritte des Patienten waren mühsam langsam, aber stetig. Er wurde von der Intensivstation in eine spezialisierte Rehabilitationseinheit verlegt, wo die intensive Therapie fortgesetzt wurde. Er erlangte sein Bewusstsein vollständig zurück, litt jedoch unter erheblichen kognitiven und motorischen Defiziten. Durch die DAI war sein Gehirn umfassend geschädigt worden, was seine Fähigkeit beeinträchtigte, Informationen zu verarbeiten, Bewegungen zu kontrollieren und Alltagsaktivitäten auszuführen.

Wir verordneten ihm einen umfassenden ambulanten Rehabilitationsplan, der Physio-, Ergo- und Sprachtherapie umfasste. Außerdem benötigte er Medikamente zur Behandlung der Spastik, darunter Baclofen, und Neurostimulanzien wie Amantadin zur Förderung der kognitiven

Erholung. Regelmäßige Nachuntersuchungen in der Neurologie, Rehabilitationsmedizin und Psychologie wurden vereinbart, um seine Fortschritte zu überwachen und die Behandlungen bei Bedarf anzupassen.

Sechs Monate nach dem Unfall hatte der Patient bemerkenswerte Fortschritte gemacht. Er erlangte einen Großteil seiner motorischen Funktionen zurück und konnte mit Hilfe gehen. Seine kognitiven Funktionen verbesserten sich deutlich, so dass er effektiv kommunizieren und grundlegende Aufgaben der Selbstversorgung ausführen konnte. Er hatte jedoch immer noch Probleme mit der Lösung komplexer Probleme und feinmotorischen Fähigkeiten, was eine fortlaufende Therapie erforderte.

KAPITEL ZWEI
SCHWERE PRÄEKLAMPSIE

Bei der Patientin handelte es sich um eine 32-jährige Frau, die im achten Monat schwanger war. Sie litt unter starken Kopfschmerzen, verschwommener Sicht und geschwollenen Händen und Füßen. Ihre Vitalfunktionen waren alarmierend: Blutdruck von 190/120 mmHg, Puls von 110 Schlägen pro Minute und Atemfrequenz von 22 Atemzügen pro Minute. Sie wirkte sichtlich verzweifelt, hielt sich den Bauch und verzog das Gesicht vor Schmerzen.

Bei der Untersuchung ergab die Krankengeschichte der Patientin, dass sie in den letzten Tagen unter Kopfschmerzen und Schwellungen gelitten hatte, die sie auf die normalen Beschwerden in der Spätschwangerschaft zurückführte. Die Schwere ihrer Symptome hatte sich jedoch verschlimmert, sodass ihr Mann den Notdienst rief.

Wir leiteten rasch eine Reihe von Diagnosetests ein. Es wurden Blutproben für ein großes Blutbild, Leberfunktionstests, Nierenfunktionstests und ein Gerinnungsprofil entnommen. Urinproben wurden gesammelt, um auf Proteinurie zu prüfen. Um den Zustand des Babys zu beurteilen, wurde eine Ultraschalluntersuchung des Fötus veranlasst.

Die Laborergebnisse waren besorgniserregend. Die Patientin hatte erhöhte Leberenzyme, eine niedrige Thrombozytenzahl und eine signifikante Proteinurie, was auf eine mögliche Diagnose einer schweren Präeklampsie hindeutete. Der Ultraschall zeigte, dass das Baby in Not war, mit einer verringerten Herzfrequenz und Anzeichen von Wachstumsstörungen. Diese Situation erforderte ein sofortiges Eingreifen, um Mutter und Kind zu stabilisieren.

Unser Behandlungsplan begann mit der intravenösen Verabreichung von Magnesiumsulfat, um Krampfanfällen vorzubeugen, einer häufigen Komplikation bei schwerer Präeklampsie. Wir beobachteten sie genau auf Anzeichen einer Magnesiumvergiftung, wie etwa Verlust der tiefen Sehnenreflexe oder Atemdepression. Eine blutdrucksenkende Therapie wurde mit Labetalol eingeleitet, das intravenös verabreicht wurde, um ihren Blutdruck schnell zu senken. Dies wurde sorgfältig titriert, um plötzliche Abfalle zu vermeiden, die den Blutfluss zum Baby beeinträchtigen könnten.

Als sich ihr Zustand geringfügig stabilisierte, wurde unser Geburtshilfeteam zur weiteren Behandlung hinzugezogen. Es war klar, dass die einzige definitive Behandlung für schwere Präeklampsie die Entbindung des Babys war. Angesichts des Schwangerschaftsalters und der fetalen Belastung wurde entschieden, einen Notkaiserschnitt durchzuführen.

Die Patientin wurde unter ständiger Überwachung in den Operationssaal verlegt. Ein multidisziplinäres Team, darunter Geburtshelfer, Anästhesisten und Neonatologen, wurde zusammengestellt, um die Hochrisikogeburt zu bewältigen. Die Patientin erhielt unter Berücksichtigung der Dringlichkeit und ihrer hämodynamischen Instabilität eine Spinalanästhesie.

Der Kaiserschnitt verlief ohne nennenswerte Komplikationen. Ein zu früh geborenes, aber lebensfähiges Mädchen mit einem Gewicht von 1,8 Kilogramm wurde geboren. Das Neonatologieteam kümmerte sich sofort um das Neugeborene, das wiederbelebt werden musste und anschließend zur weiteren Behandlung auf die Neugeborenen-Intensivstation (NICU) verlegt wurde.

Nach der Entbindung wurde die Patientin auf der Intensivstation engmaschig überwacht. Ihr Blutdruck blieb erhöht, war aber besser unter Kontrolle. Wir setzten die blutdrucksenkende Therapie und das Magnesiumsulfat 24 Stunden nach der Entbindung fort, um einer Eklampsie vorzubeugen.

Der postpartale Verlauf der Patientin war herausfordernd. Sie entwickelte Anzeichen des HELLP-Syndroms (Hämolyse, erhöhte Leberenzyme und niedrige Thrombozytenzahl), einer schweren Form der Präeklampsie. Dies erforderte eine aggressive Behandlung, einschließlich Bluttransfusionen zur Korrektur von Anämie und Thrombozytopenie sowie eine intensive Überwachung der Leberfunktion.

Auch ihre Nierenfunktion verschlechterte sich, was sich in steigenden Kreatininwerten zeigte. Wir konsultierten einen Nephrologen und nach sorgfältiger Untersuchung wurde eine Nierenersatztherapie eingeleitet. Ihre Urinausscheidung verbesserte sich allmählich und die Dialyse wurde in den nächsten Tagen eingestellt.

Während ihrer Genesung blieb die Patientin unter strenger Beobachtung. Ihr Blutdruck normalisierte sich langsam mit einer Kombination oraler blutdrucksenkender Medikamente, darunter Nifedipin und Methyldopa. Sie erhielt auch Beratung zu Änderungen ihres Lebensstils und zur Wichtigkeit regelmäßiger Nachuntersuchungen zur Überwachung ihres Blutdrucks und ihres allgemeinen Gesundheitszustands.

Die Patientin verbrachte zehn Tage im Krankenhaus. Jeder Tag brachte kleine Erfolge, wie die Stabilisierung ihres Blutdrucks, die Verbesserung ihrer Leber- und Nierenfunktionen und das Ausbleiben neuer Komplikationen.

Auch ihr geistiger und emotionaler Zustand verbesserte sich, da sie ihr Neugeborenes auf der Neugeborenen-Intensivstation besuchen konnte.

Obwohl das Baby zu früh geboren wurde, reagierte es gut auf die Intensivpflege. Nach einer anfänglichen Phase der Atemunterstützung begann es, selbstständig zu atmen. Nach und nach konnte es oral ernährt werden und nahm an Gewicht zu. Am Ende des Krankenhausaufenthalts der Patientin zeigte das Baby auch Anzeichen der Entlassungsbereitschaft.

Am Tag ihrer Entlassung erhielt die Patientin einen detaillierten Plan für die weitere Betreuung. Dieser beinhaltete regelmäßige Besuche bei ihrem Geburtshelfer, einem Kardiologen zur Blutdruckkontrolle und einem Nephrologen zur Überwachung ihrer Nierenfunktion. Ihr wurden orale Antihypertensiva verschrieben und wir betonten, wie wichtig es sei, dass sie ihre Medikamenteneinnahme einhält und ihren Lebensstil ändert.

Als sie das Krankenhaus verließ, war sie von vorsichtigem Optimismus erfüllt. Der Weg durch die schwere Präeklampsie und ihre Komplikationen war beschwerlich gewesen, aber das Ergebnis war hoffnungsvoll. Sowohl Mutter als auch Kind hatten eine lebensbedrohliche Situation überlebt und waren auf dem Weg der Genesung.

In den darauffolgenden Wochen erhielten wir Updates über ihre Fortschritte. Ihr Blutdruck blieb unter Kontrolle und ihre Nierenfunktion verbesserte sich weiter. Das Baby gedieh, nahm an Gewicht zu und erreichte wichtige Entwicklungsschritte.

KAPITEL DREI
ABGETRENNTER FUSS

Als Notarzt habe ich schon jede Menge grausame Verletzungen gesehen, aber der Anblick eines Patienten, der mit einem Teil seines Fußes von einem Rasenmäher abgetrennt worden war, war sowohl schockierend als auch rätselhaft. Der Patient wurde auf einer Bahre eingeliefert, sein Gesicht war blass und verschwitzt, die Augen vor Schmerz und Angst weit aufgerissen. Die Sanitäter hatten bei der Erstversorgung hervorragende Arbeit geleistet; sie hatten direkt über dem Knöchel eine Aderpresse angelegt, um die Blutung zu stillen, und den abgetrennten Teil des Fußes in einer Plastiktüte auf Eis gelagert.

Der erste Schritt bestand darin, den Gesamtzustand des Patienten zu beurteilen. Seine Vitalfunktionen waren besorgniserregend: Seine Herzfrequenz war mit 130 Schlägen pro Minute erhöht, sein Blutdruck war mit

90/60 mmHg niedrig und seine Atemfrequenz war mit 24 Atemzügen pro Minute schnell. Er stand eindeutig unter Schock. Wir verabreichten ihm sofort intravenös Flüssigkeit, um seinen Blutdruck zu stabilisieren, und schlossen ihn an einen Herzmonitor an.

Der abgetrennte Teil seines Fußes umfasste alle Zehen und die Mittelfußköpfchen, also im Wesentlichen die vordere Hälfte seines Fußes. Der Schnitt war zackig und unordentlich, wie man es nach einem Zusammenstoß mit einem Rasenmähermesser erwarten würde. Wir mussten das Ausmaß des Schadens bestimmen und feststellen, ob das abgetrennte Gewebe wieder angenäht werden konnte. Die Wunde an seinem verbleibenden Fuß blutete trotz der Aderpresse stark und der freiliegende Knochen und Muskel waren sichtbar.

Nachdem wir sichergestellt hatten, dass seine unmittelbaren Lebensbedürfnisse erfüllt waren, verabreichten wir ihm intravenös eine hohe Dosis Schmerzmittel. Zur Schmerzlinderung und leichten Sedierung wurde eine Kombination aus Morphin und Ketamin gewählt. Der Patient musste sich für die nächsten Schritte so wohl wie möglich fühlen, was nicht angenehm sein würde.

Eine detaillierte körperliche Untersuchung der Wunde war entscheidend. Wir suchten nach Anzeichen einer Verunreinigung durch den Rasenmäher, wie Gras, Schmutz oder Fremdkörper im Gewebe. Die Wunde wurde ausgiebig mit steriler Kochsalzlösung gespült, um so viel

Fremdmaterial wie möglich auszuspülen. Anschließend erfolgte ein gründliches Debridement, um abgestorbenes Gewebe zu entfernen, was zur Verringerung des Infektionsrisikos unerlässlich ist.

Als nächstes machten wir Röntgenaufnahmen sowohl des verbleibenden Fußes als auch des abgetrennten Teils, um das Ausmaß der Knochenschädigung zu beurteilen. Die Röntgenaufnahmen bestätigten, dass die Mittelfußknochen sauber durchtrennt waren, es an der Abtrennungsstelle jedoch mehrere Brüche gab. Wir konsultierten einen orthopädischen Chirurgen, der uns zustimmte, dass die Chancen, den abgetrennten Teil erfolgreich wieder anzubringen, aufgrund des Ausmaßes der Gewebeschädigung und der Kontamination gering seien.

Trotz der düsteren Aussichten auf eine Wiederanheftung waren der Erhalt möglichst vieler Funktionen und die Vorbeugung von Infektionen von größter Bedeutung. Wir begannen mit der Behandlung des Patienten mit Breitbandantibiotika, darunter Cefazolin und Metronidazol, um sowohl aerobe als auch anaerobe Bakterien abzudecken. Außerdem wurde eine Tetanusprophylaxe verabreicht, da Verletzungen durch Rasenmäher als Hochrisiko für eine Tetanusinfektion gelten.

Der Patient musste sofort operiert werden, um die Wunde gründlich zu reinigen und für eine mögliche Rekonstruktion vorzubereiten. Im Operationssaal führte der orthopädische Chirurg unter Vollnarkose ein umfassendes

Debridement durch. Dabei wurde alles nicht lebensfähige Gewebe entfernt und die Wunde weiter gereinigt. Die Knochen wurden so zugeschnitten, dass eine stabile Basis entstand, und die verbleibende Haut und Muskulatur wurden so angeordnet, dass sie den freiliegenden Knochen so weit wie möglich bedeckten.

Aufgrund der Schwere der Verletzung wurde ein Vakuumverschlussgerät (VAC) an der Wunde angebracht. Dieses Gerät fördert die Heilung, indem es Unterdruck auf die Wunde ausübt, die Schwellung verringert und das Exsudat entfernt. Das VAC-Gerät würde mehrere Tage an Ort und Stelle bleiben und der Patient müsste engmaschig überwacht werden, um sicherzustellen, dass es keine Anzeichen einer Infektion oder weiterer Komplikationen gibt.

Die Schmerzbehandlung nach der Operation war entscheidend. Wir verschrieben eine Kombination aus Opioiden und nichtsteroidalen Antirheumatika (NSAIDs) zur Schmerzlinderung sowie Gabapentin gegen neuropathische Schmerzen. Der Patient erhielt außerdem einen strengen Zeitplan für den Verbandwechsel und die Anweisung, das Glied hoch zu lagern, um die Schwellung zu verringern.

Neben der körperlichen Behandlung mussten wir auch die psychischen Auswirkungen einer solch traumatischen Verletzung berücksichtigen. Der Patient wurde an einen Berater überwiesen, der ihm dabei helfen sollte, mit der emotionalen Belastung und den möglichen langfristigen Folgen des Verlusts eines Teils seines Fußes umzugehen.

Trotz der Schwere seiner Verletzung hatte der Patient aufgrund seines allgemeinen Gesundheitszustands und der sofortigen Behandlung in der Notaufnahme und im Operationssaal gute Chancen auf Genesung. Das VAC-Gerät und aggressive Infektionskontrollmaßnahmen waren in der Anfangsphase von entscheidender Bedeutung. Im Laufe der nächsten Tage stabilisierten sich die Vitalfunktionen des Patienten und es gab keine unmittelbaren Anzeichen einer Infektion.

Die Nachsorge würde umfangreich sein und weitere Operationen für mögliche Hauttransplantationen und die Anpassung einer Prothese umfassen, um dem Patienten zu helfen, seine Mobilität wiederzuerlangen. Die Physiotherapie würde ein langer Weg sein, aber mit einer positiven Einstellung und umfassender Betreuung gab es Hoffnung auf eine funktionelle Genesung.

Letztlich hing die Prognose des Patienten von mehreren Faktoren ab, darunter davon, wie gut sein Körper auf die Behandlungen reagierte und ob er den Nachsorgeplan einhielt. In der Notaufnahme bestand unsere Aufgabe darin, seinen Zustand zu stabilisieren und die unmittelbaren Gefahren für seine Gesundheit zu behandeln, und in dieser Hinsicht hatten wir alles Mögliche getan, um ihm die besten Chancen auf Genesung zu geben.

KAPITEL VIER
LUNGENEMBOLIE

Als ich an diesem Abend die Notaufnahme betrat, wurde ich von der üblichen Hektik begrüßt: das Piepen der Monitore, die hastigen Schritte der Krankenschwestern und das Gemurmel der Gespräche zwischen Patienten und Personal. Meine Schicht hatte gerade begonnen, und ich suchte rasch auf der Anzeigetafel nach meinem ersten Fall der Nacht. Der Patient war mit dem Krankenwagen eingeliefert worden und klagte über starke Schmerzen in der Brust und Kurzatmigkeit. Der erste Triage-Hinweis erwähnte eine mögliche Lungenembolie (PE).

Als ich das Zimmer des Patienten betrat, fiel mir sofort seine schwere Atmung und sein ängstlicher Gesichtsausdruck auf. Der Patient war ein Mensch mittleren Alters, leicht übergewichtig, mit einer Vorgeschichte von Bluthochdruck und einer kürzlich erfolgten Operation – eine Kombination von Faktoren, die sein Risiko für eine

Lungenembolie erhöhten. Der Patient hatte eine Herzfrequenz von 120 Schlägen pro Minute, einen Blutdruck von 95/60 mmHg und eine Sauerstoffsättigung von 88 % bei Raumluft. Er litt an Tachypnoe und atmete schnell mit 28 Atemzügen pro Minute.

Ich veranlasste rasch eine Reihe von Diagnosetests. Ein Elektrokardiogramm (EKG) wurde durchgeführt, um andere kardiale Ursachen für die Brustschmerzen auszuschließen. Das EKG zeigte eine Sinustachykardie, aber keine Anzeichen eines Herzinfarkts. Blutproben wurden entnommen, um den D-Dimer-Spiegel zu überprüfen, der bei einem Blutgerinnsel normalerweise erhöht ist. Während ich auf die Ergebnisse der Blutuntersuchung wartete, verlangte ich eine computertomographische Pulmonalisangiographie (CTPA), um die Lungenarterien sichtbar zu machen.

Als der Patient zum CT-Scanner geschoben wurde, wies ich die Krankenschwester an, ihm über eine Nasenkanüle 4 Liter Sauerstoff pro Minute zu verabreichen, um die Sauerstoffsättigung zu verbessern. Ich bat auch darum, einen intravenösen Zugang zu legen und verabreichte dem Patienten eine Kochsalzlösung, um Blutdruck und Flüssigkeitshaushalt aufrechtzuerhalten.

Die CTPA-Ergebnisse kamen schnell zurück und bestätigten meinen Verdacht: In der rechten Lungenarterie hatte sich ein großes Gerinnsel festgesetzt, das den Blutfluss zu einem großen Teil der rechten Lunge blockierte.

Es handelte sich tatsächlich um eine Lungenembolie, und zwar eine schwere.

Nachdem die Diagnose bestätigt war, musste ich schnell handeln, um eine weitere Verschlechterung zu verhindern. Die erste Behandlungsmethode für Lungenembolien ist eine Antikoagulationstherapie, um das Wachstum des Gerinnsels und die Bildung neuer Gerinnsel zu verhindern. Angesichts der Schwere des Zustands des Patienten entschied ich mich, ihm eine Bolusdosis von 80 Einheiten/kg unfraktioniertem Heparin intravenös zu verabreichen, gefolgt von einer kontinuierlichen Infusion mit einer Rate von 18 Einheiten/kg pro Stunde. Dies würde eine sofortige Antikoagulation bewirken, während wir weitere Behandlungsmöglichkeiten in Betracht zogen.

Die Vitalfunktionen des Patienten wurden genau überwacht und wir schalteten ihn an die Telemetrie, um seine Herzfrequenz und seinen Rhythmus kontinuierlich zu überwachen. Trotz der Heparin-Infusion blieb der Zustand des Patienten kritisch. Seine Sauerstoffsättigung war immer noch niedrig und sein Blutdruck war instabil und schwankte trotz Flüssigkeitstherapie um die 90/55 mmHg.

Angesichts der hämodynamischen Instabilität des Patienten war klar, dass eine aggressivere Behandlung erforderlich war. Ich beriet mich mit dem diensthabenden interventionellen Radiologen und Kardiologen, um die Möglichkeit einer thrombolytischen Therapie zu besprechen. Thrombolytika sind starke Medikamente, die Blutgerinnsel schnell auflösen können, aber mit einem erheblichen Blutungsrisiko verbunden sind. Angesichts des kritischen Zustands des Patienten und des hohen Sterberisikos ohne Intervention entschieden wir uns für eine thrombolytische Therapie.

Ich ordnete die Verabreichung von Alteplase (tPA) an, beginnend mit einem 10-mg-IV-Bolus über 1-2 Minuten, gefolgt von einer Infusion von 90 mg über zwei Stunden. Während der Infusion wurde der Patient genau auf Anzeichen von Blutungen überwacht, insbesondere auf intrakraniale Blutungen, die eine seltene, aber schwerwiegende Komplikation der Thrombolysetherapie darstellen. Das Intensivteam wurde in Alarmbereitschaft versetzt, falls der Patient sofort zur intensiven Überwachung und Betreuung verlegt werden musste.

Während die Alteplase-Infusion fortschritt, beobachtete ich die Vitalfunktionen des Patienten auf Anzeichen einer Besserung. Etwa eine Stunde nach Beginn der Infusion war eine leichte Verbesserung der Sauerstoffsättigung zu verzeichnen, die mit 6 Litern Sauerstoff über eine Gesichtsmaske auf 92 % anstieg. Die Herzfrequenz des Patienten begann leicht zu sinken und sein Blutdruck stabilisierte sich bei etwa 100/60 mmHg. Dies waren ermutigende Anzeichen, die darauf hindeuteten, dass sich das Gerinnsel aufzulösen begann und der Blutfluss wiederhergestellt wurde.

Als die Alteplase-Infusion abgeschlossen war, hatte sich der Zustand des Patienten so weit verbessert, dass eine Verlegung auf die Intensivstation zur weiteren Überwachung und Behandlung in Erwägung gezogen werden konnte. Der Patient erhielt zwar noch Sauerstoff, aber seine Atemfrequenz war auf 22 Atemzüge pro Minute gesunken und seine Sauerstoffsättigung lag stabil bei 94 %.

Auf der Intensivstation erhielt der Patient weiterhin Heparin-Infusionen und seine aktivierte partielle Thromboplastinzeit (aPTT) wurde regelmäßig überwacht, um therapeutische Antikoagulationswerte sicherzustellen. Das Intensivteam achtete auch weiterhin auf Anzeichen von Blutungen, insbesondere im Magen-Darm-Trakt und im Gehirn, wo Blutungskomplikationen häufig auftreten.

Im Laufe der nächsten 24 Stunden stabilisierte sich der Zustand des Patienten weiter. Das Intensivteam stellte von intravenös verabreichtem Heparin auf eine orale Antikoagulationstherapie mit Warfarin um. Warfarin braucht mehrere Tage, um therapeutische Werte zu erreichen, daher wurde die Heparininfusion fortgesetzt, bis der International Normalized Ratio (INR) im therapeutischen Bereich von 2,0-3,0 lag. Diese Überschneidung ist entscheidend, um eine kontinuierliche Antikoagulation sicherzustellen und die Bildung neuer Blutgerinnsel zu verhindern.

Der Patient blieb noch mehrere Tage auf der Intensivstation, währenddessen sich sein Zustand stetig verbesserte. Eine Folgeuntersuchung mit einer erneuten CTPA zeigte eine deutliche Auflösung des Gerinnsels in der Lungenarterie. Der Sauerstoffbedarf des Patienten nahm allmählich ab und er konnte schließlich eine ausreichende Sauerstoffsättigung bei Raumluft aufrechterhalten.

Während dieser Zeit wurde der Patient auf Anzeichen eines postthrombotischen Syndroms überwacht, einer möglichen Komplikation der Lungenembolie, die langfristige Symptome wie Schwellungen und Schmerzen in den Beinen verursachen kann. Kompressionsstrümpfe wurden empfohlen, um das Risiko dieser Komplikation zu verringern und den venösen Rückfluss zu verbessern.

Vor der Entlassung aus der Intensivstation auf eine normale medizinische Station erhielt der Patient eine Aufklärung über sein neues Medikamentenschema, einschließlich der Wichtigkeit einer regelmäßigen INR-Überwachung und Ernährungsüberlegungen während der Einnahme von Warfarin. Ihm wurde auch geraten, sich zur weiteren Überwachung seiner Antikoagulationstherapie an einen Hämatologen zu wenden und ihn auf Grunderkrankungen zu untersuchen, die ihn zu einer Lungenembolie prädisponieren könnten, wie z. B. vererbte Thrombophilien.

Bei der Betrachtung des Falles wurde klar, dass ein rechtzeitiges Eingreifen und eine aggressive Behandlung entscheidend waren, um das Leben des Patienten zu retten. Eine Lungenembolie ist ein lebensbedrohlicher Zustand, der umgehend erkannt und behandelt werden muss. Die Entscheidung für eine thrombolytische Therapie war trotz der damit verbundenen Risiken aufgrund der Schwere des Zustands des Patienten und seiner hämodynamischen Instabilität gerechtfertigt.

Nach der Verlegung des Patienten aus der Intensivstation endete meine Mitwirkung an seiner Pflege. Die weitere Behandlung und langfristige Nachsorge würde vom internistischen Team und den Spezialisten übernommen. Als Notarzt zu sehen, wie sich der Zustand eines schwerkranken Patienten stabilisiert und verbessert, ist einer der lohnendsten Aspekte des Berufs, auch wenn die Reise nicht in der Notaufnahme endet.

KAPITEL FÜNF
ERTRINKEN

Die Sanitäter waren mit einem Patienten unterwegs, der fast ertrunken wäre. Es war ein typischer arbeitsreicher Abend mit einem stetigen Zustrom von Patienten, aber die Dringlichkeit in der Stimme der Sanitäter signalisierte, dass dies ein kritischer Fall war. Ich versammelte schnell mein Team und bereitete mich auf den ankommenden Patienten vor.

Die Sanitäter trafen innerhalb weniger Minuten ein. Der Patient, ein Mann mittleren Alters, war nicht ansprechbar, zyanotisch und unterkühlt. Seine Haut war kalt und feucht, mit einer bläulichen Färbung, die auf schwere Hypoxie hindeutete. Die Sanitäter berichteten, dass er für eine unbekannte Zeit in einem See untergetaucht war, bevor er herausgezogen und vor Ort wiederbelebt wurde.

Wir brachten den Patienten sofort in die Notaufnahme und begannen mit der Untersuchung. Seine Vitalfunktionen waren alarmierend: Seine Herzfrequenz betrug 130 Schläge pro Minute, sein Blutdruck 90/50 mmHg, seine Atemfrequenz 8 Atemzüge pro Minute und seine Sauerstoffsättigung lag bei nur 75 % bei einer Sauerstofftherapie mit hohem Durchfluss. Wir mussten schnell handeln.

Zuerst sicherten wir seine Atemwege. Angesichts seiner niedrigen Atemfrequenz und der schlechten Sauerstoffversorgung entschied ich mich für eine Intubation. Ich führte einen Endotrachealtubus ein und schloss ihn an ein Beatmungsgerät an. Ich stellte die Anfangsparameter so ein, dass eine hohe Sauerstoffkonzentration abgegeben wurde. Ich stellte das Beatmungsgerät so ein, dass es einen positiven endexspiratorischen Druck (PEEP) erzeugte, um seine Alveolen offen zu halten und die Sauerstoffversorgung zu verbessern.

Als nächstes legten wir einen intravenösen Zugang und begannen mit der Flüssigkeitstherapie mit normaler Kochsalzlösung. Die Unterkühlung des Patienten war Anlass zur Sorge, also verwendeten wir angewärmte Infusionen. Ich wies das Team an, warme Decken auf den Patienten zu legen und ein Warmluft-Wärmegerät einzurichten, um seine Körpertemperatur allmählich zu erhöhen. Wir führten ihm auch ein Rektalthermometer ein, um seine Körpertemperatur kontinuierlich zu überwachen.

Während diese ersten Maßnahmen durchgeführt wurden, entnahmen wir Blutproben für ein komplettes Blutbild

(CBC), Elektrolyte, arterielles Blutgas (ABG) und eine Blutkultur. Die ABG-Ergebnisse waren besonders besorgniserregend und zeigten eine schwere respiratorische Azidose mit einem pH-Wert von 7,1, einem $PaCO_2$ von 70 mmHg und einem PaO_2 von 50 mmHg, was auf eine erhebliche Ateminsuffizienz hindeutet. Sein Laktatspiegel war mit 6 mmol/l erhöht, was auf eine schlechte Durchblutung und einen anaeroben Stoffwechsel hindeutet.

Wir haben eine Röntgenaufnahme des Brustkorbs angeordnet, um Lungenkomplikationen festzustellen. Die Röntgenaufnahme zeigte ein diffuses Lungenödem, ein häufiger Befund bei Beinahe-Ertrinkungsfällen aufgrund der Aspiration von Wasser in die Lunge. Das Elektrokardiogramm (EKG) des Patienten zeigte eine Sinustachykardie, wahrscheinlich aufgrund von Hypoxie und Stress, aber keine Anzeichen von Ischämie oder Arrhythmie.

Angesichts des Lungenödems und der Hypoxie verabreichte ich ihm ein Diuretikum, Furosemid, um die Flüssigkeitsüberladung in seinen Lungen zu reduzieren. Außerdem begann ich mit der Gabe von Breitbandantibiotika (Ceftriaxon und Azithromycin), um einer möglichen Aspirationspneumonie vorzubeugen, einer häufigen Komplikation bei Ertrinkungsopfern.

Um die metabolische Azidose zu behandeln, begannen wir mit einer Bikarbonat-Infusion. Außerdem war der Blutzucker des Patienten auf 180 mg/dL erhöht, möglicherweise aufgrund der Stressreaktion. Wir überwachten ihn daher genau, leiteten jedoch nicht sofort eine Insulintherapie ein.

Während dieser Zeit überwachten wir weiterhin die Vitalfunktionen des Patienten und passten die Beatmungseinstellungen nach Bedarf an, um die Sauerstoffversorgung und Beatmung zu verbessern. Trotz dieser Eingriffe blieb der Patient kritisch krank und wir mussten die Möglichkeit einer extrakorporalen Membranoxygenierung (ECMO) in Betracht ziehen, falls sich sein Zustand nicht verbesserte.

In den nächsten Stunden blieb der Zustand des Patienten stabil, aber kritisch. Seine Sauerstoffsättigung verbesserte sich allmählich auf 85 %, als die Beatmungseinstellungen optimiert wurden. Seine Körpertemperatur begann langsam, aber stetig zu steigen, und sein Blutdruck stabilisierte sich durch intravenöse Flüssigkeitszufuhr und Vasopressorunterstützung (Noradrenalin).

Im Verlauf der Verschiebung wurde der neurologische Zustand des Patienten immer besorgniserregender. Wir führten eine neurologische Untersuchung durch, die keine Reaktion auf schmerzhafte Reize und fehlende Hirnstammreflexe zeigte. Wir mussten feststellen, ob dies auf die anfängliche hypoxische Schädigung zurückzuführen war oder ob eine fortdauernde Hirnschädigung vorlag.

Um eine intrakraniale Pathologie festzustellen, wurde eine Computertomographie (CT) des Kopfes angeordnet. Die CT zeigte keine akute intrakraniale Blutung oder Infarkt, aber wir konnten eine globale hypoxische Hirnverletzung noch nicht ausschließen. Ein Elektroenzephalogramm (EEG) war ebenfalls geplant, um die Gehirnaktivität zu beurteilen und die Heilungschancen des Patienten einzuschätzen.

Die Laborwerte des Patienten zeigten eine Verbesserung des Laktatspiegels und eine Normalisierung der Elektrolyte, was darauf hindeutet, dass unsere Wiederbelebungsmaßnahmen eine positive Wirkung zeigten. Die neurologische Prognose blieb jedoch ungewiss und wir mussten auf genauere Untersuchungen warten.

Die ganze Nacht hindurch habe ich den Patienten weiterhin genau beobachtet und bei Bedarf seinen Behandlungsplan angepasst. Seine Sauerstoffversorgung verbesserte sich schrittweise und seine Vitalfunktionen blieben trotz der anhaltenden unterstützenden Pflege stabil. Am Ende meiner Schicht hatte sich seine Körpertemperatur normalisiert und seine Sauerstoffsättigung lag am Beatmungsgerät stabil bei 90 %.

Ich übergab den Patienten dem neuen Team mit detaillierten Notizen zu den durchgeführten Eingriffen und dem aktuellen Zustand des Patienten. Die nächsten Schritte umfassten eine fortlaufende Atemunterstützung, eine neurologische Untersuchung und die Überwachung auf Anzeichen einer Infektion oder anderer Komplikationen.

Die kritischen Eingriffe in dieser Nacht – Atemwegssicherung, mechanische Beatmung, Flüssigkeitstherapie,

Erwärmung, Diurese, Antibiotika und Vasopressorunterstützung – hatten den Patienten stabilisiert, aber seine langfristige Prognose blieb ungewiss. Die Genesung des Patienten würde vom Ausmaß seiner neurologischen Verletzung und seiner Reaktion auf die fortgesetzte Intensivbehandlung abhängen.

Die unmittelbare Krise sei zwar bewältigt worden, doch der Weg zur Erholung, falls überhaupt möglich, werde lang und unsicher sein.

KAPITEL SECHS
SÄUREVERBRENNUNG

Es war eine typische Nachtschicht mit den üblichen Patienten, die an den unterschiedlichsten Krankheiten und Verletzungen litten. Ich hatte gerade die Untersuchung eines Patienten mit einem verstauchten Knöchel beendet, als der Anruf kam: eine schwere Gesichtsverletzung durch einen Säureangriff. Mir wurde ganz mulmig; diese Fälle gehörten immer zu den schwierigsten und herzzerreißendsten.

Der Patient kam mit dem Krankenwagen an, begleitet von den hektischen Geräuschen der Sanitäter, die wichtige Informationen weitergaben. Ich bemerkte sofort den Zustand des Patienten. Die linke Gesichtshälfte des Patienten war schwer verbrannt, die Haut und das darunterliegende Gewebe waren sichtbar geschädigt. Der starke Geruch von Chemikalien wehte durch die Luft und bestätigte die Art der Verletzung.

Die erste Untersuchung ergab, dass der Patient starke Schmerzen hatte, bei Bewusstsein, aber desorientiert war. Die Vitalfunktionen waren unregelmäßig – die Herzfrequenz war mit 130 Schlägen pro Minute erhöht, der Blutdruck war mit 160/100 mmHg hoch und die Atemfrequenz war mit 28 Atemzügen pro Minute erhöht. Eine sofortige Schmerzbehandlung war von größter Bedeutung. Ich wies die Krankenschwester an, ihm 5 mg Morphium intravenös zu verabreichen, um die starken Schmerzen zu lindern.

Als nächstes widmete ich mich der Wunde. Die linke Gesichtshälfte wies Verbrennungen in voller Dicke auf, die durch verkohlte, geschwärzte Haut gekennzeichnet waren, die mit Bereichen freiliegenden, rohen Gewebes durchsetzt war. Das Auge auf der betroffenen Seite war zugeschwollen, und es bestand ein erhebliches Risiko einer Schädigung der darunterliegenden Strukturen, einschließlich des Auges selbst. Auch die Lippen und ein Teil des Halses wiesen Anzeichen von Brandverletzungen auf.

Wir führten das Standardverfahren für chemische Verbrennungen durch. Zunächst wurde die Stelle gründlich mit reichlich Kochsalzlösung gespült, um alle Säurerückstände zu entfernen. Dieser Vorgang dauerte fast 30 Minuten, während der wir die Wunde kontinuierlich spülten, um die ätzende Substanz zu verdünnen und wegzuspülen. Trotz der anfänglichen Spülung durch die Sanitäter war eine weitere Spülung erforderlich, um sicherzustellen, dass keine Säurerückstände zurückblieben.

Nach der Spülung untersuchte ich das Ausmaß des Schadens genauer. Das linke Auge machte große Sorgen. Ich führte einen Fluorescein-Färbetest durch, um festzustellen, ob eine Hornhautschädigung vorlag, und befürchtete das Schlimmste. Der Test ergab erhebliche Hornhautschäden, die eine sofortige augenärztliche Untersuchung erforderlich machten.

Verbrennungen dieser Schwere erfordern eine sorgfältige Wundpflege. Die verbrannten Stellen werden debridiert, wobei nekrotisches Gewebe entfernt wird, um Infektionen vorzubeugen und die Heilung zu fördern. Dies ist ein heikler und schmerzhafter Prozess, der zusätzliche Morphiumdosen erfordert, um den Patienten zu beruhigen. Nachdem das nekrotische Gewebe entfernt wurde, tragen wir eine lokale antibiotische Salbe, Silbersulfadiazin, auf die verbrannten Stellen auf, um Infektionen vorzubeugen und den Heilungsprozess zu unterstützen. Das Gesicht wird dann mit einem nicht haftenden Verband abgedeckt, um die Wunde zu schützen und sauber zu halten.

Angesichts des Ausmaßes der Verbrennungen und des Gesamtzustands des Patienten ließ ich ein komplettes Blutbild (CBC), ein Stoffwechselprofil (BMP) und ein Gerinnungsprofil erstellen, um mögliche zugrunde liegende Probleme festzustellen und sicherzustellen, dass der Patient stabil war. Die Ergebnisse zeigten eine erhöhte Anzahl weißer Blutkörperchen, was auf eine Entzündungsreaktion hindeutet, aber keine unmittelbaren

Anzeichen einer Infektion oder anderer systemischer Probleme.

Ein weiterer wichtiger Aspekt der Behandlung war die Flüssigkeitszufuhr. Verbrennungen, insbesondere solche mit großen Flächen, können zu erheblichem Flüssigkeitsverlust und einem anschließenden hypovolämischen Schock führen. Wir leiteten eine intravenöse Flüssigkeitstherapie mit Ringer-Lösung ein und berechneten das erforderliche Volumen mithilfe der Parkland-Formel. Diese Formel schätzt den Flüssigkeitsbedarf anhand des Gewichts des Patienten und des Prozentsatzes der verbrannten Körperoberfläche. In den ersten acht Stunden verabreichten wir die Hälfte des berechneten Flüssigkeitsvolumens, gefolgt von der restlichen Hälfte in den nächsten 16 Stunden.

Als sich der Zustand des Patienten stabilisierte, war die Schwellung um das linke Auge weiterhin ein Grund zur Sorge. Ich konsultierte einen Augenarzt, der sofort eintraf, um das Ausmaß der Augenschädigung zu beurteilen. Nach einer gründlichen Untersuchung bestätigte der Augenarzt schwere Hornhautverbrennungen und mögliche Schäden an den tieferen Augenstrukturen. Der Augenarzt empfahl eine sofortige lokale Antibiotikagabe, insbesondere Ofloxacin-Tropfen, um eine bakterielle Infektion zu verhindern, sowie Atropin-Tropfen, um die Schmerzen zu lindern und die Bildung von Synechien zu verhindern.

Um das Risiko einer systemischen Infektion und Sepsis zu verringern, begann ich mit der intravenösen Verabreichung von Breitbandantibiotika, beginnend mit Vancomycin und Piperacillin-Tazobactam. Diese Antibiotika wurden aufgrund ihrer breiten Abdeckung ausgewählt, die grampositive, gramnegative und anaerobe Bakterien einschließt. Außerdem wurden Wund- und Blutkulturen des Patienten entnommen, um spezifische Krankheitserreger zu identifizieren, die möglicherweise eine gezielte Antibiotikatherapie erfordern.

Die Schmerzbehandlung war ein kontinuierlicher Prozess. Zusätzlich zu Morphin fügten wir dem Behandlungsplan intravenös verabreichtes Paracetamol hinzu, um eine synergistische Wirkung zu erzielen. Dieser multimodale Ansatz zielte darauf ab, eine bessere Schmerzlinderung zu erzielen und gleichzeitig das Risiko einer Opioid-Überdosis oder -Abhängigkeit zu minimieren.

Die ganze Nacht über überwachte ich die Vitalfunktionen des Patienten, seine Flüssigkeitsaufnahme und -abgabe sowie seine allgemeine Reaktion auf die Behandlung. Der Zustand des Patienten war weiterhin kritisch, aber stabil. Die Flüssigkeit half, den Blutdruck zu regulieren und einen Schock zu verhindern, während die Antibiotika eine Infektion abwehrten.

Am nächsten Morgen wurde das Team der plastischen Chirurgie zur weiteren Untersuchung und zur Planung möglicher chirurgischer Eingriffe konsultiert. Sie empfahlen ein erstes Debridement unter Vollnarkose, gefolgt von einer möglichen Hauttransplantation in den nächsten Tagen. Der Patient wurde für die Verlegung in die Verbrennungsstation vorbereitet, wo die spezialisierte Versorgung fortgesetzt und weitere chirurgische Eingriffe geplant und durchgeführt werden würden.

Als der Patient für den Transfer stabilisiert war, überprüfte ich die unmittelbaren Behandlungsschritte und dokumentierte den Fall gründlich. Die primäre Behandlung umfasste die folgenden wichtigen Schritte:

1. Erste Einschätzung und Stabilisierung:

- Beurteilung der Vitalfunktionen und sofortige Verabreichung von intravenösem Morphin zur Schmerzbehandlung.

- Fortgesetzte Spülung mit Kochsalzlösung zur Entfernung von Säureresten.

2. Wundversorgung:

- Gründliches Debridement des nekrotischen Gewebes.

- Auftragen einer Silbersulfadiazin-Salbe auf die verbrannten Stellen.

- Nicht haftende Verbände zum Schutz der Wunden.

3. Augenpflege:

- Fluorescein-Färbungstest zum Nachweis einer Hornhautschädigung.

- Augenärztliche Konsultation und anschließende Behandlung mit Ofloxacin- und Atropintropfen.

4. Flüssigkeitszufuhr:

- Beginn der intravenösen Flüssigkeitstherapie mit Ringer-Laktat-Lösung basierend auf der Parkland-Formel.

5. Antibiotikatherapie:

- Verabreichung von Breitbandantibiotika (Vancomycin und Piperacillin-Tazobactam).

- Sammlung von Wund- und Blutkulturen.

6. Schmerzbehandlung:

- Kontinuierliche Verabreichung von Morphin und zusätzliche intravenöse Verabreichung von Paracetamol.

Der Patient war nun in den kompetenten Händen der Spezialisten der Verbrennungsstation. Der Weg zur Genesung würde lang und schwierig sein und mehrere Operationen, umfangreiche Wundpflege und Rehabilitation beinhalten. Während die unmittelbare Gefahr gemildert war, würde der langfristige Ausgang von der Reaktion des Patienten auf die laufenden Behandlungen und möglichen Komplikationen wie Infektionen oder Transplantatabstoßungen abhängen.

KAPITEL SIEBEN
LEBENSMITTELVERGIFTUNG: VIBRIO PARAHAEMOLYTICUS

Der Patient wurde mit dem Krankenwagen eingeliefert und litt unter starken Bauchschmerzen, Erbrechen und Durchfall. Die Sanitäter berichteten, dass die Symptome etwa sechs Stunden zuvor begonnen hatten, nachdem der Patient in einem örtlichen Fischrestaurant gegessen hatte. Angesichts des raschen Auftretens und der Schwere der Symptome war mein Hauptverdacht eine Lebensmittelvergiftung.

Bei der Ankunft war der Patient blass, schwitzte und sichtlich verstört. Die ersten Vitalzeichen zeigten einen Blutdruck von 90/60 mmHg, eine Herzfrequenz von 120 Schlägen pro Minute, eine Atemfrequenz von 24 Atemzügen pro Minute und eine Temperatur von 102 °F. Der Patient hatte außerdem Tachykardie, was auf eine mögliche Dehydrierung und eine systemische Entzündungsreaktion hindeutete.

Ich veranlasste sofort ein komplettes Blutbild (CBC), ein Stoffwechselprofil, Leberfunktionstests und Blutkulturen. Zusätzlich verlangte ich eine Stuhlprobe zur Kultur und Empfindlichkeitsbestimmung, um den Erreger zu identifizieren. Angesichts des Zustands des Patienten war es entscheidend, ihn zu stabilisieren, während wir auf die Ergebnisse warteten.

Der Patient wurde an einen Herzmonitor angeschlossen und ich begann mit der intravenösen Flüssigkeitszufuhr, beginnend mit einem Bolus physiologischer Kochsalzlösung, um Dehydrierung und Hypotonie zu behandeln. Ich verordnete auch Antiemetika, um Übelkeit und Erbrechen zu kontrollieren. Zunächst wurde Ondansetron 4 mg IV verabreicht, gefolgt von einer zweiten Dosis nach 30 Minuten aufgrund anhaltenden Erbrechens. Gegen die Bauchschmerzen verschrieb ich Morphin 2 mg IV, titriert bis zur Wirkung, wobei ich darauf achtete, eine Übersedierung zu vermeiden.

Die körperliche Untersuchung ergab einen diffus druckempfindlichen Bauch mit Spannungs- und Druckschmerz, insbesondere in den unteren Quadranten. Das Fehlen von Darmgeräuschen weckte bei mir die Befürchtung, dass es zu Komplikationen wie Ileus oder Perforation kommen könnte. Ich ließ eine Röntgenaufnahme des Bauches machen, um freie Luft und Anzeichen eines Darmverschlusses auszuschließen.

Die Laborergebnisse kamen zurück. Das Blutbild zeigte eine erhöhte Anzahl weißer Blutkörperchen von 18.000 Zellen/mcL, was auf eine Infektion oder einen entzündlichen Prozess hindeutet. Die Stoffwechseluntersuchung ergab eine leichte Hyponatriämie und Hypokaliämie, was mit Dehydration und gastrointestinalen Verlusten übereinstimmt. Die Leberfunktionstests lagen im Normbereich und Blutkulturen standen noch aus. Die Stuhlprobe wurde zur weiteren Analyse an das Labor geschickt.

Die Röntgenaufnahme des Abdomens zeigte keine freie Luft, aber erweiterte Darmschlingen, was auf einen Ileus hindeutete. Aufgrund dieser Befunde umfasste meine Differentialdiagnose eine schwere Gastroenteritis, möglicherweise durch ein bakterielles Toxin, und weniger wahrscheinlich einen Darmverschluss ohne Perforation. Angesichts der Schwere der Symptome und der Möglichkeit einer bakteriellen Ätiologie begann ich mit einer empirischen Antibiotikatherapie mit 400 mg Ciprofloxacin IV und 500 mg Metronidazol IV.

In den nächsten Stunden blieb der Zustand des Patienten kritisch. Trotz aggressiver Flüssigkeitstherapie schwankte sein Blutdruck weiter und erforderte eine Vasopressor-Therapie. Ich begann mit einer niedrigen Norepinephrin-Dosis und titrierte diese nach oben, um einen mittleren arteriellen Druck über 65 mmHg aufrechtzuerhalten.

Die Ergebnisse der Stuhlkultur des Patienten lagen innerhalb der nächsten Stunden vor und zeigten Vibrio parahaemolyticus, einen häufigen Erreger von Meeresfrüchte-assoziierter Gastroenteritis. Dies bestätigte die Diagnose einer schweren Vibrio-Gastroenteritis. Die Antibiotikatherapie mit Ciprofloxacin und Metronidazol war angemessen und ich setzte sie fort, wobei ich die Reaktion des Patienten genau beobachtete.

Trotz angemessener Behandlung verschlechterte sich der Zustand des Patienten. Es traten Anzeichen eines septischen Schocks auf, mit anhaltender Hypotonie, metabolischer Azidose und verändertem Geisteszustand. Ich konsultierte das Team der Intensivstation und der Patient wurde zur erweiterten hämodynamischen Überwachung und Unterstützung auf die Intensivstation verlegt.

Auf der Intensivstation benötigte der Patient steigende Dosen von Noradrenalin und zusätzliche Vasopressoren, um seinen Blutdruck aufrechtzuerhalten. Die Intensivmediziner leiteten außerdem eine kontinuierliche Nierenersatztherapie (CRRT) gegen akutes Nierenversagen infolge eines septischen Schocks ein. Trotz dieser Bemühungen verschlechterte sich der Zustand des Patienten weiter.

Nach 24 Stunden auf der Intensivstation erlitt der Patient ein Multiorganversagen, einschließlich akutem Atemnotsyndrom (ARDS), das eine künstliche Beatmung erforderte. Trotz aggressiver unterstützender Behandlung und Breitbandantibiotika blieb die Prognose des Patienten schlecht. Der septische Schock war behandlungsresistent und der Patient erlag der Krankheit 48 Stunden nach der Erstvorstellung.

Der rasche Übergang von der Gastroenteritis zum septischen Schock und Multiorganversagen war verheerend. Trotz unserer besten Bemühungen erwiesen sich die Virulenz der Vibrio parahaemolyticus-Infektion und die anschließende septische Reaktion des Patienten als tödlich. Dieser Fall unterstrich, wie wichtig es ist, durch Lebensmittel übertragene Krankheiten frühzeitig zu erkennen und konsequent zu behandeln, insbesondere wenn sie mit risikoreichen Lebensmitteln wie Meeresfrüchten in Verbindung stehen.

KAPITEL ACHT
SCHUSSWUNDE

Ich kam in der Notaufnahme an, als wäre es anscheinend eine ganz normale Nachtschicht, aber wie so oft in unserem Beruf kann die Routine schnell alles andere als Routine werden. Der Notruf kam gegen 22:45 Uhr – eine Schusswunde im Bauch. Das Team der Notaufnahme bereitete sich sofort auf die Ankunft des Patienten vor, denn es wusste, dass jede Sekunde zählen würde.

Der Patient kam auf einer Trage an, begleitet von Sanitätern, die bereits grundlegende lebenserhaltende Maßnahmen eingeleitet hatten. Die Kleidung des Patienten war blutgetränkt, und die Sanitäter hatten Druckverbände auf den Bauch gelegt, um die Blutung zu stoppen. Ich konnte die verräterischen Anzeichen eines hypovolämischen Schocks sehen: blasse, feuchte Haut, schnelle, flache Atmung und einen schwachen, dünnen Puls. Der Blutdruck des Patienten war mit 85/55 mmHg gefährlich niedrig und die Herzfrequenz war mit 130 Schlägen pro Minute erhöht.

Die erste Priorität bestand darin, die Atemwege, die Atmung und den Kreislauf des Patienten zu untersuchen. Die Atemwege waren frei, aber der Patient litt unter Atemnot, wahrscheinlich aufgrund von Schmerzen und Blutverlust. Wir legten dem Patienten sofort über eine Nicht-Rückatmungsmaske eine Sauerstoff-Hochflussversorgung an und legten zwei großkalibrige intravenöse Leitungen, um mit der Flüssigkeitstherapie mit normaler Kochsalzlösung zu beginnen. Eine schnelle Flüssigkeitszufuhr war entscheidend, um die Durchblutung lebenswichtiger Organe aufrechtzuerhalten.

Nachdem die unmittelbar lebensbedrohlichen Probleme behoben waren, gingen wir zu einer zweiten Untersuchung über, um ein klareres Bild der Verletzungen zu erhalten. Die Sanitäter berichteten von einer einzelnen Einschusswunde im linken unteren Quadranten des Bauches ohne offensichtliche Austrittswunde, was darauf schließen ließ, dass die Kugel noch im Körper sein könnte. Der Bauch war sehr empfindlich und steif, was auf eine mögliche innere Blutung und Bauchfellentzündung hindeutete.

Wir brauchten Bilder, um das Ausmaß der inneren Verletzungen zu bestimmen, also wurde der Patient schnell in die Radiologieabteilung gebracht, wo eine FAST-Untersuchung (Focused Assessment with Sonography for Trauma) und eine CT-Untersuchung des Bauchraums durchgeführt wurden. Die FAST-Untersuchung ergab freie Flüssigkeit in der Bauchhöhle, was auf eine innere Blutung hindeutet. Die CT-Untersuchung lieferte weitere Einzelheiten: Die Kugel hatte den Dünndarm zerfetzt und war in der Nähe der unteren Wirbelsäule zum Liegen gekommen, wobei sie auch die linke gemeinsame Beckenarterie verletzt hatte.

Als wir in die Notaufnahme zurückkehrten, verschlechterte sich der Zustand des Patienten weiter. Trotz aggressiver Flüssigkeitstherapie sank sein Blutdruck weiter, was darauf hindeutete, dass wir es mit einer erheblichen, anhaltenden Blutung zu tun hatten. Wir verabreichten ihm Blutgruppe 0 negativ, während wir darauf warteten, dass das gruppenspezifische Blut des Patienten vorbereitet wurde, und begannen mit der Gabe von Vasopressoren, um den Blutdruck aufrechtzuerhalten.

Es war klar, dass ein chirurgischer Eingriff dringend erforderlich war. Ich kontaktierte den diensthabenden Unfallchirurgen, der das Operationsteam für eine explorative Laparotomie mobilisierte. Während wir auf ihr Eintreffen warteten, stabilisierten wir den Patienten weiterhin so gut wir konnten. Wir legten eine Magensonde ein, um den Magen zu entlasten und eine Aspiration zu verhindern, und einen Foley-Katheter, um die Urinausscheidung zu überwachen, ein wichtiger Indikator für die Nierendurchblutung und den Gesamtvolumenstatus.

Im Operationssaal machte der Chirurg einen Mittellinienschnitt und fand schnell die Blutungsquelle. Die Verletzung der Beckenarterie wurde abgeklemmt und repariert, und die Schnittwunden im Dünndarm wurden genäht. Der Chirurg stellte außerdem fest, dass die Kugel das Mesenterium zusätzlich geschädigt hatte und die Resektion eines kleinen Darmabschnitts erforderlich machte. Sie führten eine primäre Anastomose durch, um die gesunden Darmabschnitte wieder zu verbinden.

Während das Operationsteam arbeitete, kümmerten wir uns weiterhin um den Flüssigkeits- und Blutersatzbedarf des Patienten. Der Patient erhielt mehrere Einheiten gepackter roter Blutkörperchen, frisch gefrorenes Plasma und Blutplättchen, um die Koagulopathie zu korrigieren und die hämodynamische Stabilität wiederherzustellen. Angesichts der Darmperforation und der Kontamination der Bauchhöhle verabreichten wir ihm außerdem Breitbandantibiotika, um einer Infektion vorzubeugen.

Die Operation dauerte mehrere Stunden, aber die anfängliche Prognose war vorsichtig optimistisch. Der Chirurg berichtete, dass die Blutung unter Kontrolle gebracht und die schweren Verletzungen versorgt worden seien, aber die nächsten 24 bis 48 Stunden würden kritisch sein. Der Patient wurde zur genauen Überwachung und weiteren Betreuung auf die Intensivstation verlegt.

Auf der Intensivstation wurde der Patient sediert und intubiert, um eine künstliche Beatmung zu ermöglichen.

Wir überwachten die Vitalfunktionen, die Urinausscheidung und die Laborergebnisse genau. Der Blutdruck des Patienten stabilisierte sich allmählich durch die fortgesetzte Verabreichung von Flüssigkeit und Blutprodukten, und die Vasopressoren wurden schrittweise reduziert. Wir setzten den Patienten weiterhin auf eine strikte intravenöse Antibiotikatherapie, um mögliche Infektionen durch die Darmverletzung abzuwehren.

Die Schmerzbehandlung war ein weiterer wichtiger Aspekt der postoperativen Versorgung. Der Patient erhielt eine kontinuierliche Infusion mit Analgetika und Beruhigungsmitteln, um während der Intubation und Beatmung für ein angenehmes Gefühl zu sorgen. Wir überwachten auch die Anzeichen eines abdominalen Kompartmentsyndroms, einer möglichen Komplikation angesichts des schweren Traumas und der Operation.

Im Laufe der nächsten 48 Stunden zeigte der Patient Anzeichen einer Besserung. Der Blutdruck stabilisierte sich, die Urinausscheidung war ausreichend und Laborergebnisse zeigten eine Verbesserung des Hämoglobinspiegels und eine Auflösung der Koagulopathie. Am dritten Tag wurde der Patient vom Beatmungsgerät entwöhnt und extubiert. Die Schmerzen wurden mit einer Kombination aus intravenösen und oralen Analgetika behandelt und der Patient wurde ermutigt, mit sanften Bewegungen und tiefen Atemübungen zu beginnen, um Lungenentzündung und anderen Komplikationen vorzubeugen.

Nach einer Woche auf der Intensivstation war der Zustand des Patienten so stabil, dass er zur weiteren Genesung auf eine normale chirurgische Station verlegt werden konnte. Das Operationsteam überwachte weiterhin die Heilung der Darmanastomose und die Reparatur der Beckenarterie. Allmählich konnte der Patient wieder flüssige Nahrung zu sich nehmen und mit der Rückkehr der Darmfunktion zu weicher Nahrung übergehen.

Als der Patient mehrere Wochen später das Krankenhaus verließ, hatte er in Anbetracht der Schwere seiner Verletzungen eine bemerkenswerte Genesung hingelegt.

Trotz seines anfänglich kritischen Zustands überlebte der Patient und wurde schließlich geheilt, was den koordinierten Bemühungen der Trauma- und Intensivpflegeteams zu verdanken ist.

KAPITEL NEUN
SCHWERE ATEMNOT

Der Schichtverlauf war unauffällig, bis der Patient eintraf. Der Patient wurde von den Sanitätern hereingebracht und war offensichtlich in Not. Das Erste, was mir auffiel, war die schnelle, flache Atmung, die ein drohendes Atemversagen signalisierte. Die Sanitäter informierten mich schnell: Der Patient litt seit 48 Stunden unter Atemnot, die sich in den letzten Stunden deutlich verschlimmert hatte. Asthma oder COPD waren in der Vorgeschichte nicht bekannt. Der Patient hatte keine nennenswerte Vorerkrankung und nahm keine regelmäßigen Medikamente ein.

Die ersten Lebenszeichen zeichneten ein düsteres Bild. Der Patient litt an Tachypnoe mit einer Atemfrequenz von 35 Atemzügen pro Minute, an Tachykardie mit einer Herzfrequenz von 120 Schlägen pro Minute und an Hypotonie mit einem Blutdruck von 90/60 mmHg. Die Sauerstoffsättigung war mit 82 % bei Raumluft gefährlich niedrig. Der

Patient wirkte zyanotisch, mit einer dunkelblauen Färbung der Lippen und Fingerspitzen.

Ich ordnete an, dass der Patient eine Nicht-Rückatmungsmaske mit 100 % Sauerstoffflussrate erhält. Während der Atemtherapeut dies vorbereitete, führte ich eine schnelle körperliche Untersuchung durch. Es wurde eine erhebliche Beanspruchung der Hilfsmuskulatur festgestellt, was auf eine starke Atemarbeit hindeutet. Die Auskultation der Lunge ergab beidseitig verringerte Atemgeräusche mit diffusen Rasselgeräuschen. Es gab keine Hinweise auf Keuchen, was auf eine asthmatische oder allergische Reaktion hätte hinweisen können.

Ich veranlasste umgehend eine mobile Röntgenuntersuchung der Brust, eine Blutgasanalyse, ein großes Blutbild, eine umfassende Stoffwechseluntersuchung, Blutkulturen und eine Sputumkultur. Angesichts des akuten Zustands und der raschen Verschlechterung des Zustands der Patientin vermutete ich ein akutes Atemnotsyndrom (ARDS), möglicherweise als Folge einer Lungenentzündung, Sepsis oder eines anderen Infektionsprozesses.

Die Röntgenaufnahme des Brustkorbs kam innerhalb weniger Minuten zurück und zeigte beidseitige Infiltrate, die mit ARDS vereinbar waren. Die Blutgasanalyse bestätigte eine schwere Hypoxämie mit einem PaO_2 von 55 mmHg und einem $PaCO_2$ von 60 mmHg, was sowohl auf Atemversagen als auch auf Hyperkapnie hindeutet. Die Blutuntersuchung ergab eine erhöhte Anzahl weißer Blutkörperchen, was auf einen infektiösen Prozess hindeutet, und das CMP zeigte leichte Erhöhungen der Leberenzyme, war aber ansonsten unauffällig.

Angesichts der Schwere des Zustands des Patienten entschied ich mich für eine Intubation und mechanische Beatmung. Ich wies das Team an, sich auf eine schnelle Intubation vorzubereiten. Etomidat und Succinylcholin wurden verabreicht, um eine Anästhesie bzw. Lähmung herbeizuführen. Die Intubation verlief erfolgreich und die Platzierung des Endotrachealtubus wurde mittels Kapnographie und beidseitigen Atemgeräuschen bestätigt.

Da der Patient nun an eine künstliche Beatmung angeschlossen ist, habe ich die Einstellungen des Beatmungsgeräts auf einen Assist-Control-Modus mit einem Atemzugvolumen von 6 ml/kg Sollkörpergewicht, einem positiven endexspiratorischen Druck (PEEP) von 10 cm H2O und einem Anteil des inspiratorischen Sauerstoffs (FiO2) von zunächst 100 % eingestellt, mit Plänen zur Reduzierung der Dosis basierend auf den Ergebnissen der arteriellen Blutgasanalyse und der Sauerstoffsättigung.

Angesichts der Wahrscheinlichkeit einer zugrunde liegenden Infektion begann ich empirisch mit Breitbandantibiotika. Der Patientin wurden intravenös Vancomycin und Piperacillin-Tazobactam verabreicht. Ich verordnete außerdem eine kontinuierliche Infusion mit Noradrenalin, um die Hypotonie zu behandeln, die auf einen septischen Schock hindeutete. Ich passte die Dosis an, um einen mittleren arteriellen Druck (MAP) von mindestens 65 mmHg aufrechtzuerhalten.

Während ich auf weitere Laborergebnisse und Kulturen wartete, zog ich andere mögliche Ursachen für den Zustand des Patienten in Betracht. Zu den Differentialdiagnosen gehörten Lungenembolie, Herzinsuffizienz und Aspirationspneumonitis. Die klinische Präsentation und die ersten Befunde wiesen jedoch stark auf ein ARDS als Folge einer Sepsis hin.

Der Zustand des Patienten blieb nach den ersten Eingriffen kritisch, aber stabil. Ich überwachte die Einstellungen des Beatmungsgeräts weiterhin genau und passte den FiO2-Wert auf 60 % an, als sich die Sauerstoffsättigung auf 94 % verbesserte. Wiederholte Blutgasanalysen zeigten eine Verbesserung der Sauerstoffversorgung, wobei der PaO2-Wert auf 85 mmHg stieg und der PaCO2-Wert auf 50 mmHg sank.

Der Patient benötigte eine kontinuierliche Sedierung, um die künstliche Beatmung zu ertragen. Ich begann mit einer kontinuierlichen Propofol-Infusion und titrierte sie so, dass sie auf einer Richmond Agitation-Sedation Scale (RASS) von -2 bis -3 lag. So wurde sichergestellt, dass der Patient sediert blieb, aber noch erweckbar war und sprechen konnte.

Trotz dieser Bemühungen schwankte der Zustand des Patienten in den nächsten Stunden. Der Blutdruck musste weiterhin mit Noradrenalin titriert werden, und der

Laktatspiegel blieb erhöht, was auf eine anhaltende Gewebehypoxie hindeutete. Ich fügte intravenös Hydrocortison als Teil einer niedrig dosierten Kortikosteroidtherapie hinzu, um die Entzündung zu reduzieren und den Blutdruck bei refraktärem septischem Schock zu unterstützen.

Die Urinausscheidung des Patienten war minimal, was die Befürchtung einer akuten Nierenschädigung infolge eines septischen Schocks aufkommen ließ. Ich bestellte einen Foley-Katheter zur genauen Messung der Urinausscheidung und bat um eine nephrologische Beratung, um den möglichen Bedarf für eine Nierenersatztherapie zu besprechen, falls sich die Nierenfunktion nicht besserte.

Im Rahmen der unterstützenden Behandlung erhielt der Patient außerdem eine Stressulkusprophylaxe mit intravenösem Pantoprazol und eine tiefe Venenthromboseprophylaxe mit subkutanem Heparin.

Ungefähr sechs Stunden nach dem Aufenthalt des Patienten in der Notaufnahme wurden erneut Blut- und Sputumkulturen durchgeführt, die einen multiresistenten Acinetobacter baumannii identifizierten. Ich konsultierte Spezialisten für Infektionskrankheiten und passte auf der Grundlage ihrer Empfehlungen das Antibiotikaregime um Colistin und Meropenem an, um einen Schutz gegen diesen resistenten Organismus sicherzustellen.

Trotz aggressiver Behandlung verschlechterte sich der Zustand des Patienten weiter. Die Entwicklung einer disseminierten intravaskulären Gerinnung (DIC) war an der sinkenden Thrombozytenzahl und den erhöhten D-Dimer-Werten erkennbar. Ich ordnete gefrorenes Frischplasma und Thrombozytentransfusionen an, um die Koagulopathie in den Griff zu bekommen, aber die Gesamtprognose war schlecht.

Der hämodynamische Zustand des Patienten verschlechterte sich trotz maximaler Vasopressorunterstützung und es wurde entschieden, die Behandlung zur weiteren Behandlung auf die Intensivstation zu verlegen. Bei der Verlegung auf die Intensivstation befand sich der Patient in einem kritischen Zustand und litt an anhaltendem Multiorganversagen.

Meine Mitarbeit an dem Fall endete zu diesem Zeitpunkt, da das Intensivpflegeteam die komplexe, fortlaufende Behandlung eines so schwerkranken Patienten übernahm. Ich erfuhr erst spät, dass der Patient verstorben war.

Was für ein trauriges Ende, und es macht mir immer wieder bewusst, wie kostbar das Leben ist.

KAPITEL ZEHN
ZERTRÜMMERTER SCHÄDEL

Ich hatte gerade einen Routinebesuch bei einem Patienten beendet, als der Anruf einging. Ein Bauarbeiter war von einem großen Holzbalken am Kopf getroffen worden. Die Sanitäter waren unterwegs, und aus dem kurzen Bericht, den ich erhielt, klang die Situation schrecklich. Der Patient war bewusstlos und hatte einen Schädelbruch, und das Team schätzte, dass er in etwa fünf Minuten eintreffen würde. Ich bereitete mich mental auf den bevorstehenden intensiven Eingriff vor, denn ich wusste, dass jede Sekunde zählen würde.

Als der Krankenwagen eintraf, brachten die Sanitäter den Patienten schnell in den Schockraum. Dort herrschte Chaos: Blut strömte aus einer klaffenden Wunde auf der linken Seite des Kopfes des Patienten, seine Kopfhaut war aufgerissen und legte die gebrochenen Schädelknochen darunter frei. Seine Lebenszeichen waren instabil. Er konnte sich kaum noch halten, sein Blutdruck war gefährlich niedrig und seine Atmung war unregelmäßig, obwohl die Sanitäter ihm einen Beatmungsbeutel anlegten.

Zuerst musste ich seine Atemwege sichern. Angesichts der Schwere seiner Verletzungen und seines bewusstlosen Zustands entschied ich mich für eine schnelle Intubation. Nach der Verabreichung einer schnellen Dosis Etomidat zur Sedierung und Succinylcholin als Lähmungsmittel konnte ich den Patienten erfolgreich intubieren. Nachdem seine Atemwege gesichert waren, schloss ich ihn an ein Beatmungsgerät an, um seine Atmung zu stabilisieren.

Als nächstes konzentrierten wir uns darauf, die Blutung zu stillen. Der Schädelbruch war großflächig, mehrere Knochenstücke waren ins Hirngewebe verdrängt worden. Es war klar, dass ein großer Teil des Schädels durch den Aufprall zertrümmert worden war. Ich übte direkten Druck auf die Wunde aus, während mein Team schnell die nötigen Geräte für einen sofortigen CT-Scan vorbereitete, um das volle Ausmaß des Schadens zu beurteilen.

Der CT-Scan zeigte eine katastrophale Verletzung. Der Strahl hatte einen Schädelbruch mit erheblicher Hirnprellung und Blutung verursacht. Mehrere Knochenfragmente waren in das Hirngewebe eingebettet und es gab Anzeichen für ein großes subdurales Hämatom, das Druck auf das Gehirn ausübte. Die Prognose war düster, aber wir mussten schnell handeln, wenn wir eine Chance haben wollten, den Patienten zu retten.

In der Zwischenzeit habe ich eine ganze Reihe von Laboruntersuchungen in Auftrag gegeben, darunter ein komplettes Blutbild, ein grundlegendes Stoffwechselprofil, ein Gerinnungsprofil sowie eine Blutgruppe und ein Kreuz für mögliche Bluttransfusionen. Der Patient brauchte Blut und wir mussten sicherstellen, dass wir genug zur Hand hatten.

Angesichts der schweren Hirnverletzung rief ich den diensthabenden Neurochirurgen. Während wir auf dessen Ankunft warteten, legte ich einen zentralen Venenkatheter, um Flüssigkeiten und Medikamente effektiver zu verabreichen. Der Patient stand unter Schock und sein Blutdruck war bedenklich niedrig, also begann ich mit einer Dauerinfusion mit Noradrenalin, um die Durchblutung seiner lebenswichtigen Organe aufrechtzuerhalten.

Der Neurochirurg traf innerhalb weniger Minuten ein. Nach Überprüfung der CT-Scans stimmte er zu, dass die einzige Möglichkeit eine Notfall-Kraniotomie war, um den Druck auf das Gehirn zu verringern und die Knochenfragmente zu entfernen. Der Patient wurde rasch für die Operation vorbereitet und ich half, ihn in den Operationssaal zu bringen.

Während der Operation entfernte der Neurochirurg die Knochenfragmente und entfernte das subdurale Hämatom. Der Eingriff war komplex und dauerte mehrere Stunden, doch schließlich gelang es dem Chirurgen, den Patienten zu stabilisieren. Er ersetzte den fehlenden Teil des Schädels durch eine Kunststoffplatte, um das Gehirn zu schützen.

Nach der Operation wurde der Patient auf die Intensivstation verlegt. Sein Zustand war weiterhin kritisch, aber es gab einen Hoffnungsschimmer. Das Beatmungsgerät unterstützte seine Atmung weiter und wir überwachten seinen Hirndruck genau. Er wurde stark sediert, um die Gehirnaktivität zu minimieren und das Risiko einer weiteren Schwellung zu verringern.

Auf der Intensivstation lag der Schwerpunkt auf der Vermeidung sekundärer Komplikationen. Angesichts der offenen Wunde und des Vorhandenseins von Fremdmaterial im Gehirn wurde dem Patienten ein Breitbandantibiotikum verabreicht, um einer Infektion vorzubeugen. Außerdem leiteten wir eine Anfallsprophylaxe mit Levetiracetam ein, da bei Patienten mit traumatischen Hirnverletzungen ein hohes Anfallsrisiko besteht.

Die Schmerzbehandlung war ein weiterer wichtiger Aspekt seiner Pflege. Zur Schmerzkontrolle erhielt er eine kontinuierliche Fentanyl-Infusion, die sorgfältig dosiert wurde, um sein Wohlbefinden aufrechtzuerhalten, ohne seinen Atemantrieb zu beeinträchtigen. Angesichts des Risikos eines Hirnödems überwachten wir auch sorgfältig seinen Flüssigkeitshaushalt.

In den nächsten 48 Stunden war der Patient weiterhin in einem labilen Zustand. Wir führten mehrere CT-Scans durch, um auf Anzeichen einer erneuten Blutung oder eines erhöhten Hirndrucks zu achten. Seine Laborergebnisse zeigten eine langsame Verbesserung seines Gerinnungsprofils und die Bluttransfusionen halfen, seinen Hämoglobinspiegel zu stabilisieren.

Am dritten Tag begann sein Hirndruck wieder zu steigen, was auf mögliche Komplikationen hindeutete. Ein erneuter CT-Scan zeigte Anzeichen neuer Blutungen, wahrscheinlich aufgrund des ersten Traumas. Der Neurochirurg beschloss, ihn für eine weitere Untersuchung und einen möglichen Eingriff erneut in den Operationssaal zu bringen.

Leider verschlechterte sich der Zustand des Patienten während der zweiten Operation rapide. Trotz aller Bemühungen erlitt er auf dem Tisch einen Herzstillstand. Das Operationsteam führte eine Wiederbelebung durch, doch nach 30 Minuten Wiederbelebungsversuchen wurde sein Tod festgestellt.

Ich wusste, wir hatten alles Mögliche getan. Die ursprüngliche Verletzung war einfach zu schwer. Die Wucht des Holzbalkens hatte das Gehirn irreparabel geschädigt, und trotz unserer Bemühungen, den Patienten zu stabilisieren und zu behandeln, standen die Chancen von dem Moment an, als er eintraf, schlecht für ihn.

Der Verlust hat das gesamte Team tief getroffen. In der Notfallmedizin sind wir oft mit solchen Szenarien konfrontiert, in denen jede Entscheidung den Unterschied zwischen Leben und Tod bedeuten kann. Auch wenn nicht jede Geschichte mit einer Genesung endet, treibt uns das unermüdliche Streben, Leben zu retten, an, weiterzumachen, zu lernen und uns zu verbessern.

Nachdem ich die Dokumentation abgeschlossen hatte, nahm ich mir einen Moment Zeit, um die Ereignisse zu verarbeiten. In der Notfallmedizin können die Ergebnisse unvorhersehbar sein, aber jeder Fall lehrt uns etwas Wertvolles. Der nächste Anruf würde bald kommen und ich musste bereit sein.

AUSZUG DES VERLAGS
GESCHICHTEN AUS DER NEUGEBORENEN-INTENSIVSTATION: BAND 1

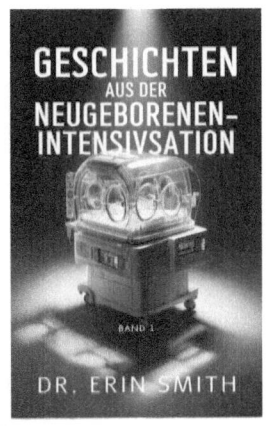

Neonataler Herpes

Das Licht des frühen Morgens fiel durch die Jalousien meines Büros, als ich mich an meinen Schreibtisch setzte, bereit für einen weiteren Tag auf der Kinderstation. Im Krankenhaus herrschte bereits reges Treiben, und ich konnte in der Ferne Gespräche, piepende Maschinen und das leise Summen lebenserhaltender Systeme hören. Als Neonatologin waren meine Tage oft erfüllt von Momenten intensiver Emotionen, einer Mischung aus Freude und Trauer, die mit der Pflege der schwächsten Patienten einherging. An diesem besonderen Tag stand mir einer der schwierigsten Fälle meiner Karriere bevor.

Die Patientin wurde von einer verzweifelten Mutter hereingebracht, die ihr Neugeborenes fest in den Armen hielt, das Gesicht war blass vor Sorge. Das Baby war erst wenige Tage alt, und doch war schon etwas ganz und gar nicht in Ordnung. Das Baby war lethargisch, hatte Fieber und einen Ausschlag, der sich über seinen winzigen Körper ausbreitete. Als ich die Symptome untersuchte, sank mir das Herz, denn ich vermutete eine schwere Infektion. Ich ließ sofort eine Reihe von Tests durchführen, um die Ursache herauszufinden.

Als die Laborergebnisse zurückkamen, bestätigten sich meine schlimmsten Befürchtungen: Das Baby hatte neonatalen Herpes. Neonataler Herpes ist eine schwere Infektion, die durch das Herpes-simplex-Virus (HSV) verursacht wird, das während der Geburt von der Mutter auf das Kind übertragen werden kann. Es war eine seltene, aber verheerende Diagnose, und ich wusste, dass der Weg vor mir beschwerlich sein würde.

Wir brachten das Baby auf die Neugeborenen-Intensivstation (NICU) und begannen sofort mit der intravenösen antiviralen Therapie. Ziel war es, die Ausbreitung des Virus zu stoppen und Schäden zu minimieren. Die ersten 24 bis 48 Stunden waren kritisch und wir überwachten das Baby rund um die Uhr. Antivirale Medikamente wie Aciclovir wurden in sorgfältig berechneten Dosen verabreicht, um das bestmögliche Ergebnis zu erzielen.

Im Lauf der Tage verschlechterte sich der Zustand des Babys. Es gab Momente leichter Besserung, die uns einen Hoffnungsschimmer gaben, doch dann folgten Rückschläge, die uns in Verzweiflung stürzten. Das Virus hatte den empfindlichen Körper des Babys schwer getroffen und Haut, Augen und sogar das zentrale Nervensystem beeinträchtigt. Wir führten Lumbalpunktionen durch, um das Ausmaß der Infektion im Gehirn und Rückenmark zu bestimmen, und die Ergebnisse waren entmutigend. Das Virus hatte sich ausgebreitet und eine Enzephalitis verursacht, eine Entzündung des Gehirns, die zu schweren neurologischen Schäden führen kann.

Zusätzlich zur antiviralen Therapie führten wir unterstützende Pflegemaßnahmen durch, um das Baby stabil zu halten. Dazu gehörten die Aufrechterhaltung der richtigen Flüssigkeits- und Ernährungszufuhr, die Kontrolle des Fiebers und die Bereitstellung von Atemunterstützung bei Bedarf. Das NICU-Team arbeitete unermüdlich und war trotz der Schwere der Situation unermüdlich engagiert. Die Mutter des Babys verbrachte viele Stunden am Bett, ihr Gesicht war von Angst und Erschöpfung gezeichnet.

Ihre Liebe und Entschlossenheit waren in jeder Berührung und jedem geflüsterten tröstenden Wort zu spüren.

Eine der größten Herausforderungen bei der Behandlung von Herpes bei Neugeborenen ist die Unvorhersehbarkeit des Ausgangs. Manche Säuglinge sprechen gut auf die Behandlung an und erholen sich mit nur minimalen Langzeitfolgen, während andere unter schweren Behinderungen leiden oder tragischerweise nicht überleben. Die Entwicklung des Babys verlief äußerst langsam, und die Auswirkungen der Infektion auf das Gehirn gaben Anlass zur Sorge über mögliche Langzeitfolgen wie Entwicklungsverzögerungen, motorische Defizite und kognitive Beeinträchtigungen.

Aus Wochen wurden Monate, und wir setzten unseren unermüdlichen Kampf gegen das Virus fort. Der Zustand des Babys besserte sich, auch wenn die Fortschritte in kleinen, schrittweisen Schritten gemessen wurden. Das Fieber ließ nach und der Ausschlag begann zu verblassen. Die antivirale Therapie schien zu wirken, aber der Kampf war noch lange nicht vorbei. Wir führten regelmäßig neurologische Untersuchungen durch, um die Gehirnfunktion zu überwachen, in der Hoffnung auf Anzeichen einer Genesung.

Während dieser Zeit haben wir der Familie auch emotionale Unterstützung und Beratung geboten. Die Betreuung eines schwerkranken Neugeborenen ist eine Tortur, die kein Elternteil allein durchstehen sollte. Wir haben sie mit

Selbsthilfegruppen und Ressourcen in Kontakt gebracht, die ihnen helfen, die schwierige Zeit zu meistern, die vor ihnen liegt. Die Stärke der Mutter war bemerkenswert, ihr Einsatz für das Wohl ihres Kindes war ein Beweis für die dauerhafte Bindung zwischen Eltern und Kind.

Als sich der Zustand des Babys weiter stabilisierte, setzten wir einige der intensiven Behandlungen allmählich ab. Die antivirale Therapie wurde beibehalten, aber wir konnten die Dosis reduzieren, als die Infektion unter Kontrolle kam. Das Gewicht des Babys begann zuzunehmen, ein positives Zeichen dafür, dass der Körper an Kraft gewann. Das Füttern blieb ein heikler Prozess, aber mit sorgfältiger Behandlung konnte das Baby mehr Nahrung aufnehmen.

Monate vergingen, und dem Baby ging es schließlich so gut, dass es die Neugeborenenintensivstation verlassen konnte. Es war ein bittersüßer Moment. Die unmittelbare Gefahr war zwar vorüber, aber die Zukunft blieb ungewiss. Wir vereinbarten regelmäßige Nachuntersuchungen, um die Entwicklung des Babys zu überwachen und aufkommende Probleme zu behandeln. Frühinterventionsmaßnahmen, darunter Physiotherapie, Beschäftigungstherapie und Sprachtherapie, wurden organisiert, um das Wachstum und die Entwicklung des Kindes zu unterstützen.

Das erste Jahr war entscheidend. Wir achteten genau auf Anzeichen von Entwicklungsverzögerungen oder neurologischen Beeinträchtigungen. Das Baby machte langsame, aber stetige Fortschritte und erreichte einige Meilensteine später als erwartet, zeigte aber eine unglaubliche Anpassungsfähigkeit. Die Mutter blieb ständig anwesend, ihre Liebe und Fürsorge bildeten die Grundlage für die weitere Entwicklung des Kindes.

Als das Kind zwei Jahre alt war, konnten wir die bemerkenswerte Entwicklung beobachten, die stattgefunden hatte. Es gab noch Herausforderungen zu bewältigen, aber das Schlimmste schien hinter uns zu liegen. Die frühen Interventionsmaßnahmen hatten einen erheblichen Unterschied gemacht und dazu beigetragen, einige der Entwicklungsauswirkungen der Infektion abzumildern. Das Kind konnte laufen, wenn auch etwas unsicher, und begann, einfache Wörter zu bilden. Jeder Erfolg, egal wie klein, wurde als Sieg gefeiert.

Wenn ich über diesen Weg nachdenke, wird mir wieder bewusst, wie wichtig eine frühe Diagnose und eine aggressive Behandlung bei der Behandlung von Herpes bei Neugeborenen sind. Der Ausgang für diesen Patienten war von Anfang an alles andere als sicher, und obwohl wir ein positives Ergebnis erzielt hatten, wurde mir wieder einmal bewusst, wie viel unermüdliche Anstrengung und Teamarbeit erforderlich sind, um sich um so gefährdete Patienten zu kümmern. Diese Erfahrung unterstrich die entscheidende Rolle der Unterstützung durch die Familie und eines frühen Eingreifens bei der Gestaltung der langfristigen Aussichten für Säuglinge, die von schweren Infektionen betroffen sind.

Das Kind wurde weiterhin regelmäßig untersucht und wir achteten weiterhin auf Anzeichen eines Rückfalls oder von Komplikationen. Die antivirale Therapie war ein Eckpfeiler der Behandlung, aber ebenso wichtig war der ganzheitliche Ansatz, der sowohl die medizinischen als auch die entwicklungsbedingten Bedürfnisse des Patienten berücksichtigte. Die Reise war ein Beweis für die Widerstandsfähigkeit des menschlichen Geistes und die Kraft der Hoffnung, Entschlossenheit und mitfühlenden Fürsorge.

Als Arzt habe ich aus diesem Fall viel gelernt. Die Zerbrechlichkeit des Lebens stand im Gegensatz zu der unglaublichen Fähigkeit zur Genesung und zum Wachstum. Jeder Tag auf der Neugeborenenintensivstation brachte neue Herausforderungen und Möglichkeiten, das Leben unserer Patienten und ihrer Familien zu verbessern. Diese Erfahrung hat mein Engagement bestärkt, die bestmögliche Pflege zu bieten, egal wie entmutigend die Umstände sind.

* * *

GESCHICHTEN AUS DER NEUGEBORENEN-INTENSIV-STATION

KAPITEL ELF
BAKTERIELLE MENINGITIS

Es war ein ungewöhnlich arbeitsreicher Freitagabend in der Notaufnahme, und ich spürte bereits die Belastung. Ich hatte gerade eine Reihe kleinerer Verletzungen behandelt, als der Patient eintraf. Es handelte sich um einen College-Studenten, der von besorgten Freunden hereingebracht worden war, die berichteten, dass es dem Patienten schon seit einigen Tagen schlecht ging, sich sein Zustand aber an diesem Nachmittag dramatisch verschlechtert hatte.

Bei der ersten Untersuchung schien der Patient akut krank zu sein. Er hatte Fieber, eine Temperatur von 39,4 °C und war sichtlich verzweifelt. Der Patient lag lethargisch und desorientiert auf der Trage. Die Freunde berichteten, dass der Patient über starke Kopfschmerzen und Nackensteifheit geklagt und sich früher am Tag mehrmals übergeben hatte. Sie erwähnten auch, dass der Patient lichtempfindlich gewesen sei und in den letzten Stunden einen Ausschlag gehabt habe.

Diese Symptome ließen bei mir sofort eine bakterielle Meningitis vermuten, eine ernste und potenziell lebensbedrohliche Erkrankung. Ich ordnete eine vollständige Untersuchung der Vitalfunktionen und eine schnelle Beurteilung des neurologischen Zustands des Patienten an. Der Patient hatte eine schnelle Herzfrequenz von 120 Schlägen pro Minute, einen Blutdruck von 90/60 mmHg und eine Atemfrequenz von 28 Atemzügen pro Minute. Seine Sauerstoffsättigung lag bei 95 % bei Raumluft, was relativ stabil, aber angesichts des allgemeinen klinischen Bildes dennoch besorgniserregend war.

Ich führte eine gründliche körperliche Untersuchung durch und stellte die klassischen Anzeichen einer Meningitis fest. Der Patient hatte eine Nackensteifigkeit, die beim Versuch, den Hals zu beugen, deutlich wurde. Ich führte auch Kernig- und Brudzinski-Zeichen durch, die beide positiv waren, was weiter auf eine Hirnhautreizung hindeutet. Der Ausschlag war petechial und über den Rumpf und die Extremitäten verteilt, ein Zeichen, das oft mit einer Meningokokken-Meningitis in Verbindung gebracht wird.

Angesichts der Dringlichkeit der Situation leitete ich sofort das Sepsisprotokoll ein. Zwei großkalibrige intravenöse Leitungen wurden gelegt, um Flüssigkeiten und Medikamente zu verabreichen. Blutkulturen wurden angelegt, um den Erreger zu identifizieren, und ich ordnete ein komplettes Blutbild (CBC), eine Stoffwechseluntersuchung und ein Gerinnungsprofil an. Die Leukozytenzahl des Patienten war mit 18.000 Zellen/Mikroliter erhöht, was auf eine Infektion hindeutet. Die Stoffwechseluntersuchung ergab Hyponatriämie und eine leichte metabolische Azidose.

Bevor ich eine Lumbalpunktion durchführte, um zur endgültigen Diagnose Liquor cerebrospinalis (CSF) zu gewinnen, begann ich mit einer empirischen Antibiotikatherapie. In Anbetracht des Alters und des klinischen Erscheinungsbilds des Patienten verabreichte ich ihm intravenös Ceftriaxon in einer Dosis von 2 Gramm alle 12 Stunden und Vancomycin in einer Dosis von 15 mg/kg alle 8 Stunden. Außerdem gab ich Dexamethason, 10 mg intravenös alle 6 Stunden, um Entzündungen und mögliche neurologische Komplikationen zu reduzieren.

Nachdem der Zustand des Patienten stabilisiert war, führte ich die Lumbalpunktion durch. Der Öffnungsdruck war erhöht und die Zerebrospinalflüssigkeit trübe, was beides auf eine bakterielle Meningitis hindeutete. Die Zerebrospinalflüssigkeitsanalyse zeigte eine hohe Anzahl weißer Blutkörperchen, vorwiegend Neutrophile, einen erhöhten Proteinspiegel und eine im Verhältnis zum Blutzucker niedrige Glukosekonzentration. Die Gram-Färbung der Zerebrospinalflüssigkeit ergab gramnegative Diplokokken, was stark auf Neisseria meningitidis hindeutet.

Während ich auf die endgültigen Ergebnisse der Kulturen und die Antibiotikaempfindlichkeit wartete, kontaktierte ich das Team für Infektionskrankheiten, um weitere Behandlungsempfehlungen zu erhalten, und informierte das Gesundheitsamt, da Meningokokken-Meningitis hochgradig ansteckend ist. Enge Kontaktpersonen des Patienten, einschließlich seiner Freunde und Mitbewohner, würden prophylaktisch Antibiotika benötigen.

Die ganze Nacht über blieb der Zustand des Patienten kritisch. Trotz aggressiver Flüssigkeitstherapie sank sein Blutdruck weiter, was den Einsatz von Vasopressoren erforderlich machte. Ich begann mit einer Norepinephrin-Infusion, um den mittleren arteriellen Druck aufrechtzuerhalten. Der Patient erhielt aufgrund der sich verschlimmernden Hypoxämie auch zusätzliche Sauerstoffzufuhr.

Der Patient wurde dann zur genauen Überwachung und weiteren Behandlung auf die Intensivstation eingeliefert. Das Team der Intensivstation übernahm und sorgte für künstliche Beatmung, als sich der Atemzustand des Patienten verschlechterte. Trotz aller Bemühungen, darunter Breitbandantibiotika, Kortikosteroide und unterstützende Pflege, verschlechterte sich der Zustand des Patienten.

In den folgenden Stunden entwickelte der Patient Anzeichen einer disseminierten intravaskulären Gerinnung (DIC), einer Komplikation einer schweren Sepsis. Das Gerinnungsprofil zeigte eine verlängerte Prothrombinzeit (PT) und partielle Thromboplastinzeit (PTT), niedrige

Fibrinogenwerte und erhöhte D-Dimerwerte, was mit einer DIC übereinstimmt. Der Patient entwickelte eine ausgedehnte Purpura und blutete weiterhin an mehreren Stellen, einschließlich der Infusionsleitungen und Katheterstellen.

Trotz aggressiver Behandlung, einschließlich Transfusionen von frischem gefrorenem Plasma, Thrombozyten und Kryopräzipitat, verschlechterte sich der Zustand des Patienten weiter. Die Kombination aus septischem Schock, DIC und Multiorganversagen war überwältigend. Die Nierenfunktion des Patienten verschlechterte sich, wie durch steigende Kreatininwerte belegt wurde, und er benötigte eine kontinuierliche Nierenersatztherapie.

Trotz aller Bemühungen des gesamten medizinischen Teams erlag der Patient schließlich der schweren Infektion und ihren Komplikationen. Die abschließenden Blut- und Liquorkulturen bestätigten das Vorhandensein von Neisseria meningitidis, das auf die verabreichten Antibiotika ansprach, aber die Krankheit war zu schnell zu weit fortgeschritten.

Leider überleben einige Patienten selbst bei rechtzeitiger und angemessener medizinischer Intervention nicht. Der Tod des Patienten wurde den Gesundheitsbehörden gemeldet und eine Untersuchung eingeleitet, um weitere Risiken für die Bevölkerung zu identifizieren und einzudämmen.

Der tragische Ausgang des Patienten unterstrich letztlich, wie wichtig Wachsamkeit und frühzeitiges Eingreifen bei Verdacht auf bakterielle Meningitis sind. Er machte auch deutlich, wie wichtig es ist, dass das öffentliche Gesundheitswesen weiterhin Anstrengungen unternimmt, um solche Infektionen durch Impfung und Aufklärung zu verhindern. Den Freunden und Angehörigen des Patienten wurden Beratung und Unterstützung angeboten, und ich stellte sicher, dass das öffentliche Gesundheitswesen gründliche Nachsorgemaßnahmen durchführte, um eine weitere Ausbreitung der Infektion zu verhindern.

KAPITEL ZWÖLF
BEINVERLETZUNG

Der Patient kam mit Sanitätern in die Notaufnahme und mir war sofort klar, dass dies kein Routinefall sein würde. Das Bein des Mannes war von einer Modellierstange durchbohrt, wie sie zur Betonbewehrung verwendet wird. Die Stange steckte noch in einem Betonbrocken, ein erhebliches Gewicht, das die Situation noch komplizierter machte. Es war klar, dass dies sorgfältige und koordinierte Maßnahmen erfordern würde.

Bei der ersten Untersuchung war der Patient bei Bewusstsein, hatte aber starke Schmerzen. Seine Vitalfunktionen waren relativ stabil: Blutdruck bei 140/90, Herzfrequenz bei 110 Schlägen pro Minute, Atemfrequenz bei 22 Atemzügen pro Minute und Sauerstoffsättigung bei 95 % bei Raumluft. Bei seinem Bein sah es jedoch anders aus. Die Stange war in die Vorderseite seines rechten Oberschenkels eingedrungen, etwa fünf Zoll über dem Knie, und an der Rückseite wieder ausgetreten, wobei sie das Oberschenkelbein nur knapp verfehlte. Das umliegende Gewebe war geschwollen, und es kam zu erheblichen Blutungen, die jedoch nicht so stark waren, wie man bei einer solchen Wunde erwarten würde, wahrscheinlich aufgrund der Druckwirkung des Betonfußes, der noch an der Stange befestigt war.

Der erste Schritt bestand darin, den Patienten zu stabilisieren. Mit zwei großkalibrigen Kathetern wurde schnell ein intravenöser Zugang gelegt, und wir begannen mit der Flüssigkeitstherapie mit normaler Kochsalzlösung, um seinen Blutdruck aufrechtzuerhalten. Die Schmerzbehandlung war zu diesem Zeitpunkt kritisch, also verabreichten wir ihm 5 mg Morphium intravenös, um seine Beschwerden zu lindern.

Nachdem der Patient stabilisiert war, bestand der nächste Schritt darin, eine gründliche körperliche Untersuchung und Bildgebungsstudien durchzuführen, um das volle Ausmaß der Verletzung zu erfassen. Eine Ultraschalluntersuchung des Beins wurde durchgeführt, um Gefäßschäden festzustellen. Zu unserer Erleichterung schienen die großen Gefäße intakt zu sein, obwohl es erhebliche Gewebetraumata und Schwellungen gab. Als nächstes veranlassten wir eine Röntgenaufnahme des Beins, um die Position der Stange im Verhältnis zu den Knochen und Gelenken sichtbar zu machen. Die Bilder bestätigten, dass die Stange das Oberschenkel- und Kniegelenk knapp verfehlt hatte, aber erhebliche Schäden an den Weichteilen, einschließlich Muskeln und Sehnen, verursacht hatte.

Angesichts der Komplexität der Verletzung war ein multidisziplinärer Ansatz unerlässlich. Ich kontaktierte die orthopädische Chirurgie, die Gefäßchirurgie und die interventionelle Radiologie, um ihren Rat einzuholen. Wir entschieden, dass der sicherste Ansatz darin bestünde, den Stab im Operationssaal unter kontrollierten Bedingungen zu entfernen, um weitere Schäden zu minimieren und mögliche Blutungen zu behandeln.

Der Patient wurde für die Operation vorbereitet. Wir begannen mit einem Breitbandantibiotikum, Cefazolin, um das Infektionsrisiko angesichts der Art der Verletzung und des beteiligten Fremdmaterials zu verringern. Es wurde eine Anästhesie eingeleitet und der Patient intubiert, um seine Atemwege freizuhalten und sicherzustellen, dass er während des gesamten Eingriffs stabil blieb.

Im Operationssaal machte der orthopädische Chirurg einen Einschnitt entlang der Ein- und Austrittspunkte der Stange, um die Wunde und die eingebettete Stange freizulegen. Der Betonfuß wurde zuerst vorsichtig abgelöst, um das Gewicht und die Belastung des Beins zu verringern. Dies erforderte ein behutsames Vorgehen, um eine weitere Verschiebung der Stange und damit eine größere Schädigung zu vermeiden. Nachdem der Beton entfernt war, wurde die Stange selbst langsam und vorsichtig herausgezogen. Die Blutstillung wurde sorgfältig mit Elektrokauterisation und Druckverbänden aufrechterhalten.

Nachdem die Stange entfernt war, konnten wir den Schaden vollständig beurteilen. Die Oberschenkelarterie und -vene waren intakt, aber es gab erhebliche Muskel- und Sehnenschäden. Der orthopädische Chirurg entfernte das nekrotische Gewebe und spülte die Wunde gründlich mit Kochsalzlösung. Angesichts des Ausmaßes der Verletzung wurde ein temporärer externer Fixateur eingesetzt, um das Bein zu stabilisieren und zukünftige rekonstruktive Operationen zu ermöglichen.

Postoperativ wurde der Patient zur engmaschigen Überwachung auf die Intensivstation verlegt. Wir setzten die Flüssigkeitstherapie fort und begannen mit einer Schmerztherapie, die Morphium und Paracetamol umfasste, um seine postoperativen Schmerzen zu lindern. Zusätzlich setzten wir die Antibiotikabehandlung mit Cefazolin fort, das alle acht Stunden intravenös verabreicht wurde, um Infektionen vorzubeugen.

In den nächsten 48 Stunden blieb der Zustand des Patienten stabil. Seine Schmerzen waren erträglich und seine Vitalfunktionen lagen im Normalbereich. Tägliche Wundkontrollen zeigten keine Anzeichen einer Infektion und der externe Fixateur blieb ohne Probleme an Ort und Stelle. Am dritten Tag nach der Operation plante das orthopädische Team eine zweite Operation, um den Heilungsprozess zu beurteilen und möglicherweise mit der Rekonstruktion der beschädigten Muskeln und Sehnen zu beginnen.

Während der zweiten Operation stellte der orthopädische Chirurg fest, dass das anfängliche Debridement und die Antibiotikatherapie wirksam gewesen waren. Die Wunde wies Anzeichen von gesundem Granulationsgewebe auf und es gab keine Hinweise auf eine Infektion. Es wurde entschieden, mit einer definitiveren Fixierung mithilfe interner Hardware sowie der ersten Phase der Muskel- und Sehnenreparatur fortzufahren.

Der Patient verkraftete die zweite Operation gut und wurde zur Nachbehandlung erneut auf die Intensivstation verlegt. Die Schmerzbehandlung hatte weiterhin Priorität und seine Antibiotikatherapie wurde auf der Grundlage der während der Operation entnommenen Kulturen angepasst. Die Kulturen zeigten kein Bakterienwachstum, was darauf hindeutet, dass das Infektionsrisiko unter Kontrolle war.

In den Tagen nach der zweiten Operation ging es dem Patienten weiter besser. Die Physiotherapie wurde frühzeitig eingeleitet, um Steifheit vorzubeugen und die Beweglichkeit der nicht betroffenen Körperteile zu fördern. Das Bein blieb ruhiggestellt, aber wir empfahlen passive Bewegungsübungen, um die Gelenkflexibilität aufrechtzuerhalten und Muskelschwund vorzubeugen.

Während seines gesamten Aufenthalts auf der Intensivstation haben wir ihn genau auf Anzeichen von Komplikationen wie eine tiefe Venenthrombose (TVT) überwacht, die bei Patienten mit erheblichen Verletzungen der unteren Extremitäten ein Risiko darstellt. Wir haben prophylaktische Maßnahmen ergriffen, darunter Kompressionsstrümpfe und niedrig dosiertes Heparin, um dieses Risiko zu verringern.

Nach einer Woche auf der Intensivstation war der Patient stabil genug, um auf die allgemeine chirurgische Station verlegt zu werden.

Ich habe wie so oft nachgefasst.

Seine Schmerzen ließen sich mit einer Kombination oraler Analgetika, darunter Oxycodon und Paracetamol, gut kontrollieren. Sie setzten seine Antibiotikatherapie mit oralem Cefalexin fort, um einen zweiwöchigen Kurs abzuschließen.

Die Behandlung des Patienten konzentrierte sich auf Wundversorgung, Schmerzkontrolle und Mobilisierung. Der externe Fixateur wurde nach drei Wochen entfernt und Röntgen-Nachuntersuchungen zeigten eine zufriedenstellende Ausrichtung und Heilung der Knochen. Die Muskel- und Sehnenreparaturen verliefen wie erwartet, allerdings stand dem Patienten ein langer Weg der Physiotherapie bevor, um seine volle Funktionsfähigkeit wiederzuerlangen.

In der vierten Woche wurde der Patient entlassen. Seine Wunde war ausreichend verheilt und es gab keine Anzeichen einer Infektion. Er wurde mit einem Rezept für orale Antibiotika entlassen, um seine Behandlung abzuschließen, sowie mit Schmerzmitteln und Anweisungen für die Physiotherapie.

KAPITEL DREIZEHN
WURMBEFALL MIT EINER PORTION NEKROTISIERENDE FASZIITIS

Meine Schicht hatte gerade begonnen, als die Patientin hereingerollt wurde. Ihr Zustand fiel mir sofort auf. Sie war eine krankhaft fettleibige Frau, ihre Haut war blass und feucht, ihre Augen waren weit aufgerissen, eine Mischung aus Angst und Erschöpfung.

Der erste Eindruck der Patientin war alarmierend. Sie hatte Fieber, eine Temperatur von 39 °C, Tachykardie mit einer Herzfrequenz von 110 Schlägen pro Minute und Hypotonie mit einem Blutdruckwert von 90/60 mmHg. Ihre Atmung war schnell und flach. Ihre Haut, insbesondere in den Bauchfalten, verströmte einen üblen Geruch, der die Notaufnahme durchdrang.

Als ich auf sie zukam, waren die Krankenschwestern bereits dabei, erste Daten zu sammeln. Ihre Krankengeschichte ergab, dass sie in den letzten Tagen unter immer schlimmer werdenden Bauchschmerzen litt, zusammen mit Übelkeit und Erbrechen. Sie hatte in der Vergangenheit an Diabetes mellitus Typ 2, Bluthochdruck und Fettleibigkeit gelitten, was ihren aktuellen Zustand erschwerte.

Bei der Untersuchung war ihr Bauch aufgebläht und beim Abtasten wurde eine extreme Empfindlichkeit festgestellt, insbesondere in den unteren Quadranten. Am beunruhigendsten war jedoch der Anblick ihrer Haut. Unter ihren Bauchfalten war die Haut nekrotisch, mit großen Bereichen aus geschwärztem, abgestorbenem Gewebe, durchsetzt mit roten, entzündeten Bereichen. An einigen Stellen sickerte eine dünne, seröse Flüssigkeit mit Eiter vermischt hervor. Es waren auch Würmer sichtbar, wahrscheinlich Spulwürmer, die sich im nekrotischen Gewebe wanden. Der Anblick war sowohl entsetzlich als auch erbärmlich, ein klares Zeichen schwerer Vernachlässigung und eines katastrophalen Zusammenbruchs der Körperfunktionen.

Meine oberste Priorität war es, sie zu stabilisieren. Wir begannen mit intravenösen Flüssigkeitszufuhren, um ihren Blutdruck zu senken, und begannen mit Breitbandantibiotika – Piperacillin-Tazobactam – um die überwältigende Infektion zu bekämpfen. Blutkulturen wurden angelegt, um die Erreger zu identifizieren. Ihr Blutzuckerspiegel war erhöht, also wurde auch eine Insulininfusion begonnen, um ihren Diabetes zu behandeln.

Als nächstes musste ich das Ausmaß der nekrotisierenden Fasziitis beurteilen, einer lebensbedrohlichen bakteriellen Infektion, die Weichteile zerstört. Das Vorhandensein von Würmern deutete auf einen schweren und chronischen Befall hin, der wahrscheinlich durch ihre mangelnden Hygiene- und Lebensbedingungen verschlimmert wurde. Es wurde dringend ein CT-Scan des Bauches angeordnet, um die Ausbreitung der Infektion und das Vorhandensein von Abszessen oder Gasen im Gewebe festzustellen, ein Kennzeichen der nekrotisierenden Fasziitis.

Der CT-Scan bestätigte meine schlimmsten Befürchtungen. Die Infektion hatte sich bereits weit über das Unterhautgewebe ihres Unterleibs, ihrer Leistengegend und ihrer Oberschenkel ausgebreitet. Es gab zahlreiche Gas- und Flüssigkeitsansammlungen, die auf eine ausgedehnte Nekrose hindeuteten. Ein sofortiger chirurgischer Eingriff war erforderlich.

Das Operationsteam wurde hinzugezogen und die Patientin für das Debridement vorbereitet – die chirurgische Entfernung abgestorbenen Gewebes. In der Zwischenzeit verabreichte ich ihr angesichts der Ausmaße ihrer Wunden eine Tetanusprophylaxe und beriet mich mit dem Team für Infektionskrankheiten über eine zusätzliche antimikrobielle Therapie. Sie empfahlen, die Behandlung mit Clindamycin zu ergänzen, um die Toxinproduktion der Bakterien zu unterdrücken.

Während das Operationsteam das nekrotische Gewebe debridierte, kümmerte ich mich weiterhin um die Hämodynamik der Patientin. Trotz aggressiver Flüssigkeitstherapie blieb ihr Blutdruck instabil, sodass die Gabe von Vasopressoren (Noradrenalin) notwendig wurde, um die Durchblutung ihrer lebenswichtigen Organe aufrechtzuerhalten. Ihre Sauerstoffsättigung begann zu sinken, sodass sie intubiert und künstlich beatmet wurde.

Während des Debridements wurden große Mengen nekrotischen Gewebes entfernt und große Bereiche ihrer Bauchdecke und Leistengegend offen gelassen, um eine Drainage und weitere Untersuchungen zu ermöglichen. Das Operationsteam legte mehrere Drainagen an, um die Entfernung infizierter Flüssigkeiten zu erleichtern und die Ansammlung von Eiter zu verhindern. Sie stellten auch das Vorhandensein zahlreicher Würmer im nekrotischen Gewebe fest, die sorgfältig entfernt wurden.

Nach der Operation wurde die Patientin zur engmaschigen Überwachung auf die Intensivstation verlegt. Der Behandlungsplan sah eine Fortsetzung der Behandlung mit Breitbandantibiotika vor, bis die Ergebnisse der Blutkulturen vorlagen, um die Therapie genauer anzupassen. Angesichts des umfangreichen Debridements benötigte sie eine sorgfältige Wundpflege, einschließlich täglicher Verbandwechsel und der Anwendung einer Unterdruck-Wundtherapie zur Förderung der Heilung.

Zusätzlich zu den Antibiotika wurde ihr ein Antiparasitikum, Albendazol, verabreicht, um den Wurmbefall zu bekämpfen. Ihre Diabetesbehandlung wurde durch eine Kombination aus Insulininfusionen und häufigen Blutzuckerkontrollen intensiviert, um einer Hyperglykämie vorzubeugen, die die Wundheilung weiter behindern könnte.

In den nächsten 48 Stunden blieb der Zustand der Patientin kritisch. Trotz aggressiver Behandlung blieb ihre Sepsis bestehen und ihre Nierenfunktion begann sich zu verschlechtern, was die Einleitung einer kontinuierlichen Nierenersatztherapie erforderlich machte. Ihre Familie wurde über ihren ernsten Zustand informiert und wir besprachen die Möglichkeit eines weiteren chirurgischen Debridements, falls sich ihr Zustand stabilisierte.

Das Team für Infektionskrankheiten überprüfte die vorläufigen Kulturergebnisse. Es zeigte sich, dass eine Mischung aus aeroben und anaeroben Bakterien, darunter Streptococcus pyogenes und Clostridium perfringens, beide bekanntermaßen nekrotisierende Fasziitis verursachen, wuchs. Basierend auf diesen Ergebnissen passten wir ihr Antibiotikaregime an und fügten Penicillin und Metronidazol hinzu, um die identifizierten spezifischen Erreger zu bekämpfen.

Trotz aller Bemühungen verschlechterte sich der Zustand der Patientin weiter. Ihre Organsysteme begannen nach und nach zu versagen, ein Phänomen, das als multiples

Organdysfunktionssyndrom (MODS) bekannt ist. Die Kombination aus schwerer Sepsis, ausgedehnter Gewebenekrose und chronischen Grunderkrankungen war für ihren Körper zu überwältigend, als dass er sie hätte bewältigen können.

Am vierten Tag ihres Krankenhausaufenthalts verlangsamte sich die Herzfrequenz der Patientin und ihr Blutdruck sank rapide, ohne dass sie auf die Höchstdosis an Vasopressoren reagierte. Nach einem kurzen, verzweifelten Wiederbelebungsversuch erlitt sie einen Herzstillstand und konnte nicht wiederbelebt werden. Der Zeitpunkt des Todes wurde bekannt gegeben und im Raum herrschte düstere Stille.

Die krankhafte Fettleibigkeit und die chronischen Erkrankungen der Patientin hatten zweifellos zur Schwere ihres Zustands und den Schwierigkeiten bei ihrer Pflege beigetragen. Das Vorhandensein des Wurmbefalls unterstrich die dringende Notwendigkeit angemessener Hygiene und die Auswirkungen sozioökonomischer Faktoren auf die Gesundheit.

Während ich die notwendigen Unterlagen fertigstellte und die Familie über das Ergebnis informierte, dachte ich über die Herausforderungen nach, die die Behandlung solch komplexer Fälle mit sich bringt. Trotz aller Bemühungen kommen manche Patienten an einen Punkt, an dem medizinische Eingriffe nur noch begrenzt helfen können. Dieser Fall unterstrich, wie wichtig es ist, Infektionen frühzeitig zu erkennen und zu behandeln, insbesondere bei gefährdeten Bevölkerungsgruppen. Der Tod des Patienten war eine ernüchternde Erinnerung an die Grenzen der modernen Medizin und die tiefgreifenden Auswirkungen vernachlässigter Gesundheit.

KAPITEL VIERZEHN
HAIANGRIFF

Es war kurz nach Mittag, als der Patient hereingerollt wurde. Die Dringlichkeit in den Gesichtern der Sanitäter fiel mir sofort auf. Der Patient, ein Mann mittleren Alters, lag auf der Trage, sein Gesicht war blass und schmerzverzerrt. Er war beim Paddeln von einem Hai gebissen worden.

Das erste, was mir auffiel, war das Blut. Es durchtränkte die provisorischen Verbände, die die Sanitäter angelegt hatten, und sammelte sich unter ihm auf der Trage. Sie hatten es geschafft, die Blutung zu verlangsamen, aber es war klar, dass sofortiges Handeln erforderlich war. Der Biss befand sich am linken Oberschenkel, eine große, zackige Wunde mit zerrissenem Fleisch und freiliegenden Muskeln. Die Sanitäter berichteten, dass der Angriff etwa 30 Minuten vor ihrer Ankunft stattgefunden hatte.

Ich rief das Traumateam und begann, die Wunde zu untersuchen. Der Biss war tief und das umliegende Gewebe schwer beschädigt. Die Blutung war stark und der Patient zeigte Anzeichen eines hypovolämischen Schocks: schneller Puls, niedriger Blutdruck und kalte, feuchte Haut. Er war bei Bewusstsein, hatte aber starke Schmerzen und war desorientiert.

Wir brachten den Patienten schnell in die Notaufnahme und legten zunächst zwei großkalibrige Infusionsschläuche an, um mit der aggressiven Flüssigkeitstherapie zu beginnen. Um seinen Blutdruck zu stabilisieren, wurde ihm physiologische Kochsalzlösung verabreicht. Ich ließ ein komplettes Blutbild erstellen, ein Gerinnungsprofil erstellen und eine Blutgruppe und eine Kreuzprobe für eine mögliche Bluttransfusion bestimmen.

Die erste Untersuchung ergab, dass die Oberschenkelarterie teilweise durchtrennt war, was die starke Blutung verursachte. Ein sofortiger chirurgischer Eingriff war notwendig. Ich benachrichtigte das Operationsteam und bereitete mich darauf vor, die Blutung in der Zwischenzeit so gut wie möglich zu kontrollieren. Wir legten oberhalb der Wunde eine Aderpresse an, um den Blutfluss in den Bereich zu verringern, und ich verwendete Arterienklemmen, um die sichtbaren Blutungen vorübergehend abzuklemmen.

Auch die Schmerzbehandlung war entscheidend. Ich verabreichte ihm eine Dosis Morphium, um seine

Schmerzen zu lindern, und fügte der Infusion ein Breitbandantibiotikum, Ceftriaxon, hinzu, um eine Infektion durch das Meerwasser und Bakterien, die durch das Haimaul eingeschleppt wurden, zu verhindern.

Während das OP-Team unterwegs war, konzentrierte ich mich darauf, den Patienten weiter zu stabilisieren. Seine Vitalwerte waren besorgniserregend: Herzfrequenz 130 Schläge pro Minute, Blutdruck 80/50 mmHg und Atemfrequenz 24 Atemzüge pro Minute. Wir setzten die Flüssigkeitstherapie fort und überwachten seine Sauerstoffsättigung, die zwar schwankte, aber mit zusätzlichem Sauerstoff über 90 % blieb.

Um mögliche Brüche oder Fremdkörper in der Wunde zu untersuchen, wurde ein tragbares Röntgengerät angeordnet. Das Röntgenbild zeigte keine Brüche, aber kleine Fragmente der Haizähne waren im Gewebe eingebettet. Diese mussten während des chirurgischen Debridements entfernt werden.

Das Operationsteam traf unter der Leitung von Dr. Martinez, unserem Unfallchirurgen, ein. Sie bereiteten den Patienten rasch für den Operationssaal vor. Ich gab ihm eine kurze Erklärung und erläuterte die teilweise Verletzung der Oberschenkelarterie, die Maßnahmen zur Blutstillung und die Antibiotikagabe.

Der Patient wurde zur endgültigen Behandlung in den Operationssaal gebracht. Der Plan sah vor, eine Notfall-

Wundreinigung durchzuführen, die beschädigte Arterie zu reparieren und jegliches Fremdmaterial zu entfernen. Ich blieb in der Notaufnahme, bereit, bei anderen ankommenden Fällen zu helfen, überwachte aber den Fortschritt der Operation genau.

Nach ein paar angespannten Stunden kam Dr. Martinez mit einem Update zurück. Die Operation war gut verlaufen. Sie hatten die Femoralarterie erfolgreich mit einem Vena saphena-Transplantat aus dem rechten Bein des Patienten repariert. Die Wunde wurde gründlich gereinigt, wobei alles abgestorbene Gewebe und Fremdmaterial, einschließlich der Zahnfragmente, entfernt wurde. Sie ließen die Wunde teilweise offen und verwendeten ein Vakuumverschlussgerät (VAC), um die Drainage zu gewährleisten und das Infektionsrisiko zu verringern.

Der Patient wurde zur genauen Überwachung nach der Operation auf die Intensivstation verlegt. Ich überprüfte seine Krankenakte und notierte die Anweisungen für die weitere intravenöse Antibiotikagabe, Schmerzbehandlung mit einer PCA-Pumpe (patientenkontrollierte Analgesie) und eine strenge Überwachung seines Flüssigkeitshaushalts und seiner Vitalfunktionen. Angesichts der Art der Verletzung würde er eine Tetanus-Auffrischungsimpfung benötigen.

Die erste postoperative Phase war kritisch. In den nächsten 24 Stunden würde das Intensivteam auf Anzeichen einer Infektion, eines Kompartmentsyndroms oder anderer Komplikationen achten. Angesichts der Schwere der Wunde und des Ausgangszustands des Patienten war das Infektionsrisiko hoch, aber die Breitbandantibiotika würden helfen, dieses zu verringern.

In der Notaufnahme strömten weiterhin Patienten herbei, aber ich musste an den Patienten und seine Genesungschancen denken. Seine Prognose war verhalten, aber dank des rechtzeitigen Eingriffs und der Expertise des Operationsteams hoffnungsvoll. Es würde ein langer Weg zur Genesung werden, der nicht nur die Wundheilung, sondern auch Physiotherapie erforderte, um Kraft und Beweglichkeit im Bein wiederherzustellen.

Am Ende meiner Schicht überprüfte ich den Zustand des Patienten ein letztes Mal. Seine Vitalfunktionen hatten sich stabilisiert: Herzfrequenz bei 90 Schlägen pro Minute, Blutdruck bei 110/70 mmHg und Sauerstoffsättigung bei 95 % bei Raumluft. Er war noch immer sediert, reagierte aber auf Reize, ein positives Zeichen angesichts der Schwere seiner Verletzungen.

Am nächsten Tag war ich wieder in der Notaufnahme für eine weitere Schicht. Meine erste Aufgabe war es, den Patienten auf der Intensivstation zu besuchen. Die Nacht war relativ ereignislos verlaufen, ein gutes Zeichen in der Welt der Intensivpflege. Seine Vitalfunktionen waren stabil geblieben und es gab keine Anzeichen einer Infektion oder anderer Komplikationen. Das Intensivteam hatte begonnen, die Sedierung zu reduzieren, sodass er wieder ansprechbarer wurde.

Er würde sich vollständig erholen.

KAPITEL FÜNFZEHN
AUGEN VOLLER GLAS

Als Notarzt war ich auf alles vorbereitet, was passieren würde. Aber als in dieser Nacht die Proteste durch die Straßen der Stadt tobten, wusste ich, dass uns eine schwierige Schicht bevorstand. Das Chaos draußen versprach eine Welle von Verletzten und ich machte mich auf das Unerwartete gefasst.

Es war etwa 21 Uhr, als der Patient eintraf. Sanitäter brachten ihn herbei, aber die hatten kaum Zeit, ihm einen kurzen Überblick über die Situation zu geben. Der Patient war in großer Not, krümmte sich vor Schmerzen, und aus zahlreichen Schnittwunden strömte Blut über sein Gesicht. Der Bericht war knapp, aber alarmierend: Der Patient war mitten in einen Protest der Black Lives Matter geraten, der in einen gewalttätigen Aufstand ausartete, als vor ihm ein Fenster zerbrach und Glassplitter direkt in seine Augen flogen.

Als der Patient auf eine Trage gelegt wurde, konnte ich mir schnell einen Überblick über die Situation verschaffen. Die Augen waren das Hauptproblem, aber es gab auch mehrere oberflächliche Schnitte im Gesicht und am Hals. Mir fiel die schnelle Atmung und der erhöhte Herzschlag des Patienten auf, beides Anzeichen für extreme Schmerzen und Stress. Wir mussten schnell handeln, um bleibende Schäden an seinem Sehvermögen zu verhindern.

Der erste Schritt bestand darin, den Patienten zu stabilisieren. Ich verabreichte ihm ein Lokalanästhetikum, um den Schmerz um die Augen zu betäuben, und verordnete ein Beruhigungsmittel, um ihn zu beruhigen. Die Krankenschwester in der Notaufnahme arbeitete rasch daran, das Blut und die Fremdkörper aus dem Gesicht des Patienten zu wischen, sodass ich die Verletzungen besser erkennen konnte. Die Glassplitter waren unterschiedlich groß, manche steckten in den Augenlidern, andere ragten aus der Lederhaut und der Hornhaut hervor. Der Anblick war erschütternd, aber ich wusste, dass wir mit Präzision und Sorgfalt vorgehen mussten.

Ich rief einen Augenarzt, da ich wusste, dass dieser Fall die Expertise eines Spezialisten erforderte. Während wir warteten, begann ich mit der heiklen Prozedur, die Augen mit einer sterilen Salzlösung zu spülen, um alle losen Partikel auszuspülen. Die Lösung half, einen Teil der Blutung zu entfernen und ermöglichte eine bessere Sicht auf die Verletzungen. Dann benutzte ich eine Vergrößerungslupe, um das Ausmaß der Verletzungen genau zu untersuchen.

Der Augenarzt kam schnell und wir besprachen den Aktionsplan. Das Hauptziel war, die Glassplitter zu entfernen, ohne die Augen weiter zu schädigen. Das sekundäre Ziel war, Infektionen vorzubeugen und etwaige Schäden an Hornhaut- und Skleragewebe zu behandeln. Der Patient wurde in einen kleinen Operationssaal in der Notaufnahme gebracht, wo wir bei besserer Beleuchtung und mit den notwendigen chirurgischen Instrumenten arbeiten konnten.

Unter örtlicher Betäubung und leichter Sedierung des Patienten begannen wir mit der sorgfältigen Entfernung der Glassplitter. Mit feinen Pinzetten arbeiteten der Augenarzt und ich zusammen und entfernten vorsichtig jedes einzelne Glasstück. Einige Scherben lagen oberflächlich eingebettet und konnten relativ leicht entfernt werden, während andere tiefer lagen und ein vorsichtigeres Manövrieren erforderten. Während des gesamten Eingriffs spülten wir die Augen kontinuierlich mit Kochsalzlösung, um den Bereich sauber zu halten und weitere Verletzungen zu minimieren.

Nachdem alle sichtbaren Scherben entfernt waren, führten wir eine gründliche Untersuchung durch, um sicherzustellen, dass keine Fragmente zurückgeblieben waren. Die Verletzungen der Hornhaut und der Sklera waren unterschiedlich schwer, und einige tiefe Schnittwunden mussten genäht werden. Wir verwendeten feine, resorbierbare Nähte, um diese Wunden zu schließen und sicherzustellen, dass sie später nicht gezogen werden mussten. Das Infektionsrisiko war erheblich, daher verschrieb ich ein Breitband-Antibiotikum, das in den ersten 24 Stunden alle zwei Stunden und in der darauffolgenden Woche viermal täglich verabreicht werden sollte.

Zur Linderung von Schmerzen und Entzündungen verschrieb ich außerdem kortikosteroidhaltige Augentropfen, die in der ersten Woche viermal täglich angewendet werden sollten. Der Patient erhielt ein orales Schmerzmittel, insbesondere Paracetamol mit Codein, das je nach Schmerzbedarf alle sechs Stunden eingenommen werden sollte. Zusätzlich empfahl ich rezeptfreie Augentropfen zur Befeuchtung der Augen, um die Augen feucht zu halten und die Heilung zu unterstützen.

Nach dem Eingriff legten wir auf beide Augen einen Augenschutz, um versehentliches Reiben oder Druck zu verhindern, der den Heilungsprozess stören könnte. Der Patient wurde angewiesen, die Augenschutze mindestens während der ersten 48 Stunden und während der ersten Woche während des Schlafs ständig zu tragen.

Vor der Entlassung des Patienten stellte ich sicher, dass er detaillierte Anweisungen zur Verwendung der Medikamente erhielt, wie wichtig die Handhygiene bei der Verabreichung von Augentropfen ist und wie wichtig es ist, jede anstrengende Tätigkeit zu vermeiden, die den Blutdruck erhöhen und den Heilungsprozess stören könnte. Der Patient hatte einen Nachuntersuchungstermin beim Augenarzt in 24 Stunden, um den anfänglichen Heilungsprozess zu beurteilen, und einen weiteren in einer Woche, um den Fortschritt zu überwachen.

Im Laufe der Nacht habe ich den Patienten mehrmals überprüft, um sicherzustellen, dass es keine unmittelbaren Komplikationen gab. Die Blutung hatte aufgehört und die Schmerzen des Patienten schienen unter Kontrolle zu sein. Am Morgen war die Schwellung um die Augen etwas zurückgegangen und es gab keine Anzeichen einer Infektion.

Der Patient wurde noch einige Stunden unter Beobachtung gehalten, bevor er offiziell mit klaren Anweisungen und Kontaktnummern für den Fall plötzlicher Veränderungen oder Bedenken entlassen wurde. Die Prognose war vorsichtig optimistisch; obwohl es ein erhebliches Trauma gab, gab die sofortige und sorgfältige Behandlung dem Patienten gute Chancen, sein Sehvermögen wiederzuerlangen.

KAPITEL SECHZEHN
HITZSCHLAG

Der Patient kam mit dem Krankenwagen, nachdem er während einer Wanderung in der glühenden Sommerhitze zusammengebrochen war. Die Sanitäter informierten mich auf dem Weg ins Krankenhaus kurz: Der Patient war nicht ansprechbar und hatte eine Körperkerntemperatur von 41 °C, was auf einen schweren Hitzschlag hindeutet.

Bei der Ankunft war der Patient bewusstlos, hatte heiße, trockene Haut und eine schnelle, flache Atmung. Er reagierte nicht auf verbale Reize und die Pupillen des Patienten waren erweitert und reagierten nicht. Die ersten Vitalzeichen waren alarmierend: eine Herzfrequenz von 140 Schlägen pro Minute, eine Atemfrequenz von 28 Atemzügen pro Minute und ein Blutdruck von 90/60 mmHg. Die Sauerstoffsättigung betrug 88 % bei Raumluft.

Aus der Krankengeschichte des Patienten, die von den Sanitätern berichtet wurde, ging hervor, dass er mehrere

Stunden in extremer Hitze mit wenig Flüssigkeitszufuhr gewandert war. Die Kleidung des Patienten war schweißgetränkt, jetzt trocken und mit Salz verkrustet, was auf längere Anstrengung und erheblichen Flüssigkeitsverlust hindeutet.

Sofortige Kühlung war oberste Priorität. Wir zogen dem Patienten schnell die Kleidung aus und legten große Eisbeutel um Hals, Achseln und Leistengegend. Ein Ventilator wurde auf den Patienten gerichtet, während wir kalte, nasse Tücher auflegten, um die Verdunstungskühlung zu maximieren. Wir bereiteten auch ein Eiswasserbad vor, da eine schnelle Kühlung entscheidend ist, um das Risiko dauerhafter Schäden am Gehirn und anderen lebenswichtigen Organen zu verringern.

Während die Kühlmaßnahmen im Gange waren, wies ich das Team an, einen intravenösen Zugang zu legen und Blut für grundlegende Laboruntersuchungen abzunehmen. Dazu gehörten ein komplettes Blutbild (CBC), ein umfassendes Stoffwechselprofil (CMP), ein Gerinnungsprofil und eine arterielle Blutgasanalyse (ABG). Wir führten auch ein Elektrokardiogramm (EKG) durch, um die Herzfunktion zu beurteilen.

Die intravenösen Flüssigkeiten wurden umgehend verabreicht, beginnend mit einem Bolus physiologischer Kochsalzlösung zur Behandlung der Hypovolämie. Wir leiteten eine schnelle Infusion ein, um das zirkulierende Volumen wiederherzustellen, mit dem Ziel, den Blutdruck des Patienten zu stützen und die Durchblutung zu verbessern. Angesichts des Risikos von Elektrolytstörungen überwachten wir die Serumspiegel, insbesondere Natrium, Kalium und Kalzium, genau.

Die ersten Laborergebnisse bestätigten unseren Verdacht: Der Patient hatte erhebliche Elektrolytstörungen mit einem Serumnatrium von 148 mEq/l, einem Kalium von 3,1 mEq/l und einem Kalzium von 7,8 mg/dL. Die Blutgasanalyse zeigte eine gemischte metabolische und respiratorische Azidose mit einem pH-Wert von 7,20, einem pCO2 von 50 mmHg und einem HCO3- von 18 mEq/l. Der Laktatspiegel war mit 6 mmol/l erhöht, was auf Gewebehypoxie und anaeroben Stoffwechsel hindeutet.

Angesichts der kritischen Natur der Elektrolytstörungen passten wir das intravenöse Flüssigkeitsregime an und fügten eine ausgewogene Elektrolytlösung hinzu. Kalium wurde vorsichtig ergänzt, um das Risiko von Arrhythmien zu vermeiden, beginnend mit einer 20 mEq-Infusion über zwei Stunden, gefolgt von einer erneuten Beurteilung. Calciumgluconat wurde verabreicht, um die Hypokalzämie zu korrigieren und die Herzfunktion zu stabilisieren.

Während der gesamten Behandlung war eine kontinuierliche Überwachung unerlässlich. Wir legten den Patienten an einen Herzmonitor und überprüften alle fünf Minuten die Vitalfunktionen. Als die Kühlmaßnahmen zu wirken begannen, sank die Körperkerntemperatur des Patienten allmählich. Es bestand jedoch das Risiko einer Rebound-Hypothermie, sodass der Kühlprozess sorgfältig kontrolliert werden musste.

Der geistige Zustand des Patienten gab weiterhin Anlass zur Sorge. Trotz sinkender Körpertemperatur verbesserte sich seine Reaktionsfähigkeit nur minimal. Wir führten eine rasche neurologische Untersuchung am Krankenbett durch und suchten nach Anzeichen von fokalen Defiziten oder Anfällen, die das klinische Bild verkomplizieren könnten. Der Wert der Glasgow Coma Scale (GCS) betrug 6, was auf eine schwere Beeinträchtigung hindeutet.

Als Teil des umfassenden Behandlungsplans verabreichten wir 1 Gramm Magnesiumsulfat intravenös, um einen möglichen Magnesiummangel zu behandeln, der die neuromuskuläre und kardiovaskuläre Instabilität verschlimmern kann. Darüber hinaus leiteten wir prophylaktisch Breitbandantibiotika ein, da bei stark dehydrierten und immungeschwächten Patienten ein hohes Risiko für Sekundärinfektionen besteht.

Die Urinausscheidung des Patienten war minimal, was die Befürchtung einer akuten Nierenschädigung infolge einer Rhabdomyolyse aufkommen ließ. Wir ordneten eine Bestimmung der Serumkreatinkinase (CK) an, die mit 12.000 U/l deutlich erhöht war. Um weitere Nierenschäden zu verhindern, erhöhten wir die Flüssigkeitsinfusionsrate und leiteten eine Bikarbonattherapie ein, um den Urin zu alkalisieren und das Risiko einer Myoglobin-induzierten Nephropathie zu verringern.

Trotz unserer aggressiven Eingriffe blieb der Zustand des Patienten prekär. In der nächsten Stunde überwachten wir ihn weiter und passten die Behandlungen anhand von Echtzeitbewertungen an. Die Herzfrequenz sank allmählich auf 110 Schläge pro Minute und der Blutdruck stabilisierte sich bei 110/70 mmHg. Die Sauerstoffsättigung blieb jedoch suboptimal, sodass die Verwendung von zusätzlichem Sauerstoff über eine Nicht-Rückatmungsmaske erforderlich war.

Die wiederholten Laboruntersuchungen zeigten eine gewisse Besserung: Der Natriumspiegel sank auf 145 mEq/l und der Kaliumspiegel stieg auf 3,5 mEq/l. Die arterielle Blutgasanalyse zeigte mit einem pH-Wert von 7,30 eine teilweise Korrektur der Azidose an. Trotz dieser positiven Tendenzen blieb der neurologische Zustand des Patienten unverändert.

Angesichts der Schwere des Hitzschlags und der Reaktionslosigkeit des Patienten haben wir zur weiteren Untersuchung neurologische und Intensivpflegeteams konsultiert. Es wurde entschieden, den Patienten zu intubieren und mechanisch zu beatmen, um die Atemwege zu schützen und die Sauerstoffversorgung zu optimieren. Die Intubation verlief reibungslos und der Patient wurde an ein Beatmungsgerät angeschlossen, dessen Einstellungen so angepasst waren, dass die richtigen Sauerstoff- und Kohlendioxidwerte aufrechterhalten wurden.

Parallel dazu überwachten wir weiterhin Komplikationen wie disseminierte intravaskuläre Gerinnung (DIC) und Leberfunktionsstörungen, die bei schweren Hitzschlägen häufig auftreten. Gerinnungsstudien zeigten eine erhöhte Prothrombinzeit (PT) und partielle Thromboplastinzeit (PTT), was auf eine mögliche Koagulopathie hindeutet. Um die Gerinnungsstörungen zu korrigieren und das Blutungsrisiko zu verringern, wurde frisch gefrorenes Plasma (FFP) verabreicht.

Die Fortschritte des Patienten waren langsam, aber stetig. Im Laufe der nächsten Stunden stabilisierte sich die Körperkerntemperatur im normalen Bereich und wir reduzierten die Kühlmaßnahmen allmählich, um eine Überkühlung zu verhindern. Die Nierenfunktion zeigte Anzeichen einer Erholung, mit erhöhter Urinausscheidung und sinkenden Kreatinkinasewerten.

Trotz dieser Verbesserungen blieb die neurologische Prognose ungewiss. Das neurologische Team führte eine gründliche Untersuchung durch, einschließlich einer Computertomographie des Kopfes, die glücklicherweise keine akuten intrakraniellen Anomalien zeigte. Die anhaltende Hyperthermie und die potenzielle hypoxische Schädigung stellten jedoch ein erhebliches Risiko für langfristige kognitive Defizite dar.

Als die kritische Phase der Behandlung zu Ende ging, wurde der Patient zur weiteren Überwachung und Behandlung auf die Intensivstation verlegt. Das Team der Intensivstation würde von hier aus die weitere Betreuung und Rehabilitation übernehmen.

KAPITEL SIEBZEHN
ABLÖSEN DER HANDSCHUHE

Als Notarzt habe ich schon eine ganze Reihe grausamer Verletzungen gesehen, aber dieser Fall ist mir noch immer im Gedächtnis. Es war eine typische Nachtschicht, hektisch und chaotisch, als der Patient auf einer Trage hereingebracht wurde. Die Sanitäter hatten vorher angerufen, um uns auf die Schwere der Situation aufmerksam zu machen. Der Patient hatte eine schwere Abschürfung am Arm erlitten, ein Unfall, bei dem die Haut und das darunterliegende Gewebe bis auf den Knochen abgerissen worden waren.

Bei der Ankunft war der Patient bei Bewusstsein, litt aber unter erheblichen Schmerzen. Der Arm war in blutgetränkte Gaze gewickelt, und das Ausmaß der Verletzung war sogar durch die provisorischen Verbände hindurch erkennbar. Die Vitalfunktionen des Patienten waren instabil; sein Blutdruck war mit 80/50 mmHg gefährlich niedrig, seine Herzfrequenz mit 120 Schlägen pro Minute erhöht und seine Atmung schnell und flach. Die Haut war blass und feucht, was auf einen hypovolämischen Schock aufgrund des starken Blutverlusts hindeutete.

Der erste Schritt bestand darin, den Patienten zu stabilisieren. Wir legten zwei große intravenöse Leitungen und begannen mit einer aggressiven Flüssigkeitstherapie mit normaler Kochsalzlösung, um den Schock zu bekämpfen. Blutproben wurden entnommen, um Blutgruppe und Kreuzprobe zu bestimmen, ein komplettes Blutbild (CBC), ein Gerinnungsprofil und ein grundlegendes Stoffwechselprofil zu erstellen. Der Patient erhielt sofort Breitbandantibiotika, insbesondere 2 Gramm Ceftriaxon intravenös, um eine Infektion zu verhindern, da die Verletzung sehr anfällig für bakterielle Kontamination war.

Nach der ersten Stabilisierung begann ich mit einer gründlichen Untersuchung der Verletzung. Die Abschürfung erstreckte sich von der Mitte des Unterarms bis knapp über das Handgelenk, wobei ein großer Teil der Haut und des Unterhautgewebes fehlte, sodass Muskeln, Sehnen und sogar etwas Knochen frei lagen. Der Radialispuls war schwach, aber tastbar, was darauf hindeutete, dass die Hand noch ein gewisses Maß an Durchblutung aufwies, was ein hoffnungsvolles Zeichen war.

Die Schmerzbehandlung war in diesem Stadium von entscheidender Bedeutung. Der Patient erhielt 5 mg

Morphin intravenös zur sofortigen Schmerzlinderung und wurde später auf eine kontinuierliche Fentanyl-Infusion mit 50 mcg/Stunde zur anhaltenden Analgesie umgestellt. Für das Debridement wurde auch eine Lokalanästhesie in Betracht gezogen, aber die Schwere der Verletzung erforderte einen systematischeren Ansatz zur Schmerzbehandlung.

Nachdem sich der Patient nun einigermaßen stabilisiert hatte, bestand der nächste Schritt darin, die Wunde selbst zu versorgen. Wir gingen in den Operationssaal, wo eine kontrolliertere Umgebung herrschte. Der Patient wurde unter Vollnarkose gesetzt und das Operationsteam begann mit dem sorgfältigen Debridement. Alles nicht lebensfähige Gewebe wurde entfernt, um das Infektionsrisiko zu verringern und die Heilung zu fördern. Dazu gehörte die Entfernung abgestorbener Haut, Fett und beschädigten Muskelgewebes. Der freiliegende Knochen wurde sorgfältig gereinigt und alle Fragmente oder losen Teile wurden entfernt.

Nachdem die Wunde gründlich gereinigt war, lag der Fokus darauf, sie so gut wie möglich zu schließen. Angesichts des Ausmaßes des Gewebeverlusts war ein primärer Verschluss keine Option. Stattdessen entschieden wir uns für ein temporäres Hauttransplantat. Die Spenderhaut stammte vom Oberschenkel des Patienten, wurde sorgfältig entnommen und mit einem Netz versehen, um den freiliegenden Bereich des Arms abzudecken. Das Transplantat wurde mit Nähten und Klammern befestigt, um sicherzustellen, dass es gut an den darunter liegenden Strukturen haftete.

Nach der Operation wurde der Arm des Patienten mit einem sterilen, nicht haftenden Verband verbunden, gefolgt von einem dicken Stützverband, um das Transplantat zu schützen und die Bewegung zu minimieren. Der Arm wurde hochgelagert, um die Schwellung zu verringern und die Durchblutung der Transplantationsstelle zu fördern. Angesichts des hohen Risikos von Krankenhausinfektionen und der Schwere der Verletzung begannen wir mit einer kontinuierlichen Antibiotika-Infusion und wechselten alle 12 Stunden zu 1 Gramm Vancomycin IV.

Der Patient wurde zur engmaschigen Überwachung auf die Intensivstation verlegt. Dort setzten wir die aggressive Flüssigkeitsbehandlung fort und balancierten Kristalloide und Kolloide aus, um eine ausreichende Durchblutung aufrechtzuerhalten, ohne den Patienten zu überlasten. Bluttransfusionen waren notwendig, um den erheblichen Blutverlust auszugleichen. Innerhalb der nächsten 24 Stunden erhielt der Patient zwei Einheiten Erythrozytenkonzentrat.

Die Überwachung auf Anzeichen einer Infektion war von entscheidender Bedeutung. Die Anzahl der weißen Blutkörperchen des Patienten wurde genau beobachtet und es wurden Wundkulturen angelegt, um mögliche Krankheitserreger zu identifizieren. Zu den prophylaktischen

Maßnahmen gehörten die Einhaltung streng aseptischer Techniken beim Verbandwechsel und die Verwendung moderner Wundpflegeprodukte wie silberimprägnierter Verbände, um die Bakterienbesiedlung zu minimieren.

Die Schmerzbehandlung hatte weiterhin Priorität. Die Fentanyl-Infusion wurde schrittweise reduziert, als sich der Zustand des Patienten stabilisierte. Danach wurde auf orale Analgetika wie Oxycodon 10 mg alle 4 Stunden umgestellt, ergänzt durch Paracetamol zur zusätzlichen Schmerzkontrolle.

Nach der ersten kritischen Phase begann sich der Zustand des Patienten zu stabilisieren. Der Blutdruck normalisierte sich auf etwa 110/70 mmHg und die Herzfrequenz stabilisierte sich bei 80 Schlägen pro Minute. Das Transplantat schien gut anzunehmen, mit Anzeichen der Integration und minimaler Nekrose. Wir beobachteten den Patienten weiterhin auf Anzeichen eines Transplantatversagens oder einer Infektion und waren bereit, bei Bedarf einzugreifen.

Während des Intensivstationsaufenthalts begannen wir mit einer proteinreichen Diät und Nahrungsergänzungsmitteln, um Heilung und Genesung zu unterstützen. Der Stoffwechselbedarf einer so schweren Verletzung ist erheblich, und eine ausreichende Ernährung war für die Wundheilung und die allgemeine Genesung von entscheidender Bedeutung.

Im Laufe der nächsten Woche verbesserte sich der Zustand des Patienten weiter. Die Transplantationsstelle heilte fortschreitend und es gab keine Anzeichen einer systemischen Infektion. Der Patient wurde allmählich von intravenösen Antibiotika entwöhnt und auf orale Antibiotika umgestellt, insbesondere Ciprofloxacin 500 mg zweimal täglich, um eine 14-tägige Behandlung abzuschließen.

Als sich der Zustand des Patienten stabilisierte, wurde er schließlich von der Intensivstation auf eine normale chirurgische Station verlegt. Der Schwerpunkt verlagerte sich auf die fortlaufende Wundpflege und Rehabilitation. Es wurde mit der Physiotherapie begonnen, um Gelenksteifheit vorzubeugen und die Funktion des betroffenen Arms so weit wie möglich zu erhalten. Die Physiotherapeuten arbeiteten mit sanften Bewegungsübungen und führten nach und nach Krafttraining ein, als die Schmerzen und Schwellungen des Patienten nachließen.

Während dieser Zeit wurden unter sterilen Bedingungen regelmäßig Verbände gewechselt. Die Wunde wurde genau auf Anzeichen einer Infektion überwacht und die Transplantationsstelle sorgfältig untersucht, um eine kontinuierliche Integration und Heilung sicherzustellen. Die Ernährungsunterstützung blieb weiterhin eine Priorität, wobei der Patient kalorien- und proteinreiche Mahlzeiten und Nahrungsergänzungsmittel erhielt, um die Gewebereparatur und die allgemeine Genesung zu unterstützen.

Am Ende der zweiten Woche war eine deutliche Verbesserung des Gesamtzustands zu verzeichnen. Das Transplantat war gut angekommen und es gab keine Anzeichen einer Infektion oder größerer Komplikationen. Der Patient konnte seine Finger und sein Handgelenk in begrenztem Umfang bewegen, was ein ermutigendes Zeichen für die erhaltene Funktion war.

Der Fall wurde schließlich zur weiteren Behandlung an einen Spezialisten für rekonstruktive Chirurgie übergeben. Die nächsten Schritte würden wahrscheinlich weitere chirurgische Eingriffe zur Verbesserung von Funktion und Aussehen umfassen, darunter mögliche Lappenoperationen oder fortgeschrittenere Transplantationstechniken. Die langfristige Prognose würde von mehreren Faktoren abhängen, darunter der allgemeine Gesundheitszustand des Patienten, die Einhaltung von Rehabilitationsprotokollen und die Reaktion auf laufende Behandlungen.

KAPITEL ACHTZEHN
DAUMEN AMPUTIERT

Als Notarzt erfordert mein Job ständige Wachsamkeit und schnelle Entscheidungen. Der Tag begann wie jeder andere, mit der üblichen Ansammlung von Patienten mit unterschiedlichen Krankheitsbildern. Das Chaos in der Notaufnahme war Routine, aber hin und wieder kam ein Fall herein, der sofortige und intensive Konzentration erforderte. Einer dieser Fälle ereignete sich, als die Türen aufschwangen und die Sanitäter mit einem Patienten hereinstürmten, der sich beim schnellen Zubereiten einer Mahlzeit versehentlich den Daumen amputiert hatte.

Der Patient war Koch, ein Beruf, der Präzision und Schnelligkeit erfordert. Der Unfall ereignete sich während eines besonders geschäftigen Gottesdienstes, und in seiner Eile hatte er einen Messerschnitt verschätzt und sich dabei den linken Daumen am proximalen Fingerglied abgetrennt. Die Sanitäter hatten hervorragende Arbeit geleistet, indem sie ihn stabilisierten und den abgetrennten Daumen in einem sterilen Behälter mit salzgetränkter Gaze konservierten. Als er eintraf, war er bei Bewusstsein, aber sichtlich unter Schock, mit blasser Haut, schneller, flacher Atmung und schwachem Puls.

Die erste Untersuchung begann mit der Stabilisierung seiner Vitalfunktionen. Sein Blutdruck betrug 90/60 mmHg, seine Herzfrequenz 130 Schläge pro Minute, seine Atemfrequenz 24 Atemzüge pro Minute und seine Temperatur lag im Normbereich. Er wurde an einen Monitor angeschlossen und sofort ein intravenöser Zugang gelegt. Wir verabreichten ihm einen 1-Liter-Bolus mit normaler Kochsalzlösung, um seinen hypovolämischen Schock zu behandeln. Seine Sauerstoffsättigung lag bei 96 % bei Raumluft, was akzeptabel war, aber es wurde eine zusätzliche Sauerstoffzufuhr von 2 Litern pro Minute über eine Nasenkanüle eingeleitet, um eine ausreichende Sauerstoffversorgung sicherzustellen.

Nach der ersten Stabilisierung wurde eine gründlichere Untersuchung durchgeführt. Der Patient war trotz seiner offensichtlichen Notlage wach und orientiert. Sein Glasgow-Koma-Skala-Wert betrug 15 und zeigte damit volles Bewusstsein an. Die Untersuchung der Verletzung ergab eine saubere Amputation des Daumens am proximalen Fingerglied. Die Wunde blutete stark, wenn auch nicht stark, da die Sanitäter erfolgreich einen Druckverband angelegt hatten. Es war jedoch klar, dass ein sofortiger chirurgischer Eingriff erforderlich sein würde, um den abgetrennten Finger wieder anzunähen.

Angesichts der Art der Verletzung hatte die Schmerzbehandlung höchste Priorität. Zur Linderung der Schmerzen wurden ihm intravenös 4 mg Morphium verabreicht. Zusätzlich wurde ihm eine Tetanus-Auffrischungsimpfung verabreicht, da sein Impfstatus unklar war. Breitbandantibiotika, insbesondere 1 Gramm Cefazolin, wurden intravenös verabreicht, um eine Infektion zu verhindern. Dies war angesichts der offenen Wunde und der Umgebung, in der die Verletzung aufgetreten war, ein entscheidender Schritt.

Nachdem die unmittelbaren Bedürfnisse erfüllt waren, wurde der Patient für die Operation vorbereitet. Wir kontaktierten den diensthabenden orthopädischen Handchirurgen und arrangierten eine Notfallreplantation. Der Daumen wurde in salzgetränkter Gaze konserviert und kühl gehalten und in den Operationssaal gebracht. Zur Vorbereitung auf die Operation stellten wir sicher, dass der Patient nüchtern war, um das Aspirationsrisiko während der Narkose zu verringern. Wir bestätigten anhand seiner Krankengeschichte, dass keine Kontraindikationen für eine Vollnarkose vorlagen, und führten eine vollständige Reihe präoperativer Bluttests durch, darunter ein komplettes Blutbild, Elektrolyte und ein Gerinnungsprofil.

Die Operation war komplex und erforderte sorgfältige mikrochirurgische Techniken, um die durchtrennten Blutgefäße, Nerven und Sehnen wieder zu verbinden. Ziel war es, dem Daumen so viel Funktionalität wie möglich zurückzugeben, da er eine entscheidende Rolle für die Fingerfertigkeit und Griffstärke spielt.

Während das Operationsteam daran arbeitete, den Daumen wieder anzunähen, konzentrierte ich mich auf die postoperative Versorgung und darauf, sicherzustellen, dass die Genesung des Patienten so reibungslos wie möglich verläuft. Zu den postoperativen Plänen gehörten Schmerzbehandlung, Infektionskontrolle und Überwachung auf Anzeichen von Komplikationen wie Nekrose des wieder angenähten Daumens oder systemische Infektion.

Nach mehreren Stunden berichtete der Chirurg, dass die Replantation erfolgreich verlaufen sei. Der Daumen war wieder angenäht und der Finger war gut durchblutet, was darauf hindeutete, dass die Blutgefäße erfolgreich verbunden worden waren. Der Patient wurde in den Aufwachraum gebracht, wo er genau überwacht wurde.

Postoperativ wurde dem Patienten eine Antibiotika-Behandlung verschrieben, um eine mögliche Infektion weiter zu bekämpfen. Er sollte 24 Stunden lang alle 8 Stunden 1 Gramm Cefazolin intravenös erhalten und dann für insgesamt 7 Tage auf orale Antibiotika umsteigen. Die Schmerzbehandlung wurde bei Bedarf mit intravenösem

Morphin fortgesetzt und zur längerfristigen Schmerzkontrolle auf orales Oxycodon umgestellt.

Der Patient blieb die nächsten Tage zur Beobachtung im Krankenhaus. Während dieser Zeit wurde er genau auf Anzeichen einer Infektion, wie verstärkte Schmerzen, Rötung oder Ausfluss aus der Wunde, sowie auf systemische Anzeichen wie Fieber oder Schüttelfrost überwacht. Darüber hinaus überwachten wir den wieder angenähten Daumen auf Gefäßschädigungen, die sich durch Veränderungen der Farbe, Temperatur oder Kapillarfüllungszeit anzeigen ließen.

Glücklicherweise zeigte der Patient Anzeichen einer guten Genesung. Seine Schmerzen ließen sich mit den verschriebenen Medikamenten wirksam behandeln und es gab keine Anzeichen einer Infektion oder Gefäßschädigung. Der wieder angenähte Daumen war weiterhin gut durchblutet, was sich an einer gesunden rosa Farbe und Wärme zeigte.

Nach einigen Tagen im Krankenhaus wurde sein Zustand stabil genug befunden, um entlassen zu werden. Die Entlassungsanweisungen beinhalteten, die Hand hoch zu lagern, um die Schwellung zu reduzieren, die Antibiotika-Behandlung strikt einzuhalten und einen Nachsorgetermin beim orthopädischen Chirurgen zur weiteren Untersuchung und Überwachung des Heilungsprozesses des Daumens zu vereinbaren.

Ehrlich gesagt habe ich den Fortgang des Patienten genau verfolgt und seine Pflege mitverfolgt.

Bei den Nachsorgeterminen liegt der Schwerpunkt auf der Physiotherapie, um die Funktion des Daumens so weit wie möglich wiederherzustellen. Die Genesung erfolgt schrittweise, und je nachdem, wie konsequent der Patient die Physiotherapie durchführt und wie gut sein Körper auf die Heilung reagiert, kann es Monate dauern, bis die volle Funktionsfähigkeit erreicht ist.

Zusammenfassend lässt sich sagen, dass die anfängliche Notfallreaktion und die chirurgische Replantation erfolgreich waren. Dadurch wurde bei sorgfältiger postoperativer Pflege und Rehabilitation der Grundstein für eine potenziell vollständige Wiederherstellung der Funktion gelegt.

KAPITEL NEUNZEHN
GEPLATZTER HODEN

Ich hatte mich kaum in meinen Alltag eingelebt, als ein neuer Fall eintraf – die Triage meldete starke Bauchschmerzen bei einem männlichen Patienten. Das war nicht besonders ungewöhnlich, aber die Art der Verletzung erregte meine Aufmerksamkeit: ein vermuteter Hodenriss.

Der Patient wurde auf einer Trage hereingerollt. Er hielt sich die Leistengegend und war sichtlich blass und schwitzend. Seine Lebenszeichen zeigten, dass er sich in erheblicher Not befand: ein schneller Puls, erhöhter Blutdruck und Anzeichen eines Schocks. Die Krankenschwester hatte bereits einen intravenösen Zugang gelegt, um ihm Flüssigkeit und Schmerzmittel zu verabreichen und ihn zu stabilisieren.

Bei der ersten Untersuchung war klar, dass der linke Hoden des Patienten die Ursache des Problems war. Der

Hodensack war geschwollen, empfindlich und wies ein auffälliges Hämatom auf, das auf innere Blutungen hindeutete. Der Patient berichtete, dass er früher am Tag bei einer sportlichen Aktivität einen heftigen Schlag in die Leistengegend erhalten hatte. Die Schmerzen hatten sich zunehmend verstärkt und waren unerträglich geworden, als er im Krankenhaus ankam.

Angesichts der Schwere der Symptome und des Verletzungsmechanismus war ein Hodenriss die wahrscheinlichste Diagnose. Um dies zu bestätigen, mussten wir eine detaillierte Ultraschalluntersuchung durchführen. Der Ultraschall zeigte eine gerissene Tunica albuginea, die faserige Hülle des Hodens, mit einer Blutansammlung um den Hoden selbst – klassische Anzeichen eines Risses. Es gab auch Hinweise auf eine beeinträchtigte Durchblutung des Hodens, ein kritisches Problem, das einen sofortigen chirurgischen Eingriff erforderlich machte.

Ich erklärte dem Operationsteam die Situation und betonte, wie dringend es sei. Während sie sich auf die Operation vorbereiteten, kümmerte ich mich weiterhin um die Schmerzen des Patienten und überwachte seine Vitalfunktionen. Wir verabreichten ihm intravenös eine höhere Dosis Analgetika, um seine akuten Schmerzen zu lindern und einen Schock zu verhindern. Zusätzlich wurde prophylaktisch mit Antibiotika begonnen, um mögliche Infektionen an der Operationsstelle vorzubeugen. Breitbandantibiotika wie Cefazolin wurden aufgrund ihrer

Wirksamkeit gegen ein breites Spektrum von Bakterien gewählt.

Vor der Operation mussten wir sicherstellen, dass der Patient stabil genug war, um eine Narkose zu erhalten. Seine Herzfrequenz und sein Blutdruck wurden kontinuierlich überwacht und ihm wurden Flüssigkeiten verabreicht, um seinen Blutdruck im Normbereich zu halten. Angesichts seiner starken Schmerzen und seines Stresses bestand während der Narkoseeinleitung das Risiko einer Hypotonie, daher hatten wir für den Fall eines Bedarfs Vasopressoren vorbereitet.

Im Operationssaal arbeitete das Operationsteam zügig. Über einen Leistenschnitt gelangte man an den beschädigten Hoden. Der Hoden wurde sorgfältig untersucht und der Riss bestätigt. Die Tunica albuginea war gerissen und im Hodensack befand sich ein erhebliches Hämatom. Die Blutgerinnsel wurden entfernt und die gerissene Tunica sorgfältig vernäht, um die Integrität des Hodens wiederherzustellen.

Der nächste Schritt war entscheidend – die Wiederherstellung des Blutflusses. Der Riss und die darauf folgende Schwellung hatten die Blutgefäße des Hodens beeinträchtigt. Mithilfe mikrochirurgischer Techniken sorgten die Chirurgen dafür, dass die Blutzufuhr wiederhergestellt wurde. Dazu waren sorgfältige Nähte erforderlich und in einigen Fällen, wenn die Gefäße zu stark beschädigt waren, mussten Transplantate eingesetzt werden. Das Ziel war die Erhaltung des Hodens, aber in einigen Fällen, wenn der Schaden zu groß war, war eine Orchiektomie (Entfernung des Hodens) erforderlich. Glücklicherweise konnten die Chirurgen in diesem Fall den Schaden erfolgreich reparieren.

Nach der Operation wurde der Patient in den Aufwachraum verlegt. Die Schmerzbehandlung stand weiterhin im Vordergrund, wobei eine Kombination aus intravenösen und oralen Schmerzmitteln eingesetzt wurde. Zur wirksamen Schmerzlinderung wurden Paracetamol und nichtsteroidale Antirheumatika (NSAIDs) in Kombination mit Opioiden eingesetzt. Die Antibiotika wurden weiter eingenommen, um postoperative Infektionen vorzubeugen.

Im Aufwachraum waren die Vitalfunktionen des Patienten stabil. Das Operationsteam gab detaillierte Anweisungen zur postoperativen Pflege, darunter die Überwachung auf Anzeichen einer Infektion, die Schmerzbehandlung und die Sicherstellung einer ausreichenden Flüssigkeitszufuhr des Patienten. Der Patient wurde 24 Stunden lang unter Beobachtung gehalten, um sicherzustellen, dass es bei der Operation zu keinen unmittelbaren Komplikationen kam.

Im Laufe der nächsten Stunden erlangte der Patient allmählich sein volles Bewusstsein zurück. Seine Schmerzen ließen deutlich nach, waren aber, wie nach der Operation zu erwarten, immer noch vorhanden. Wir stellten sicher, dass sein Schmerzbehandlungsplan angemessen war, und passten die Dosierungen je nach Bedarf anhand seiner Rückmeldungen und klinischen Symptome an. Dem Patienten wurde außerdem geraten, körperliche Anstrengungen oder Aktivitäten zu vermeiden, die die Operationsstelle belasten könnten.

Als meine Schicht zu Ende war, hatte sich der Zustand des Patienten deutlich stabilisiert. Die Schwellung war zurückgegangen und die Farbe des Hodensacks normalisierte sich wieder, was darauf hindeutete, dass die Blutzirkulation erfolgreich wiederhergestellt und aufrechterhalten worden war.

Ich übergab seine Betreuung dem nächsten diensthabenden Arzt und erläuterte ihm den chirurgischen Eingriff, die verabreichten Medikamente und die notwendigen Folgemaßnahmen. Der Patient würde eine sorgfältige Überwachung und Nachsorge benötigen, um eine ordnungsgemäße Heilung und Funktion des Hodens sicherzustellen. Eine weitere Untersuchung durch einen Urologen wäre notwendig, um etwaige langfristige Auswirkungen auf die Fruchtbarkeit und die Hormonfunktion festzustellen.

Letztendlich war es wahrscheinlich so, dass der Hoden des Patienten durch die schnelle Diagnose und den sofortigen chirurgischen Eingriff gerettet werden konnte. Die sorgfältige chirurgische Reparatur und die postoperative Betreuung hatten ihn auf den Weg der Genesung gebracht. Obwohl das Risiko von Komplikationen wie

Infektionen, chronischen Schmerzen oder Unfruchtbarkeit nicht völlig ausgeschlossen werden konnte, war der anfängliche Ausgang vielversprechend. Der Patient würde zwar weiterhin Pflege und Nachsorge benötigen, aber im Moment war er außer unmittelbarer Gefahr, und das war schon ein Sieg an sich.

KAPITEL ZWANZIG
ERFRIERUNGEN

Der Patient kam an einem kalten Januarabend mit Symptomen schwerer Erfrierungen in die Notaufnahme. Es war von Anfang an klar, dass es sich um einen kritischen Fall handelte. Der Patient hatte erhebliche Schmerzen, was daran zu erkennen war, wie er seine Hände und Füße umklammerte, die beide von den eisigen Temperaturen betroffen waren.

Bei der ersten Untersuchung fiel mir auf, dass die Finger und Zehen des Patienten blass, hart und kalt waren. An mehreren Fingern hatten sich Blasen gebildet, was auf Erfrierungen zweiten Grades hindeutete. Außerdem waren in den Bereichen, wo das Gewebe zu tauen begann, deutliche Schwellungen und Rötungen zu sehen. Am beunruhigendsten war der Gefühlsverlust in den betroffenen Bereichen, was auf mögliche Nervenschäden und eine tiefere Gewebeschädigung hindeutete.

Nachdem ich die Vitalzeichen und die Krankengeschichte des Patienten aufgezeichnet hatte, führte ich eine gründliche körperliche Untersuchung durch. Die Körperkerntemperatur des Patienten lag mit 35 Grad Celsius leicht unter dem Normalwert, was auf eine leichte Unterkühlung hindeutete. Herzfrequenz und Blutdruck waren erhöht, wahrscheinlich aufgrund von Schmerzen und Angst.

Die Diagnose war eindeutig: schwere Erfrierungen an den Endgliedern beider Hände und Füße. Um Gewebeverlust und mögliche Komplikationen zu minimieren, war eine sofortige Behandlung erforderlich.

Der erste Schritt im Behandlungsplan bestand darin, die Unterkühlung zu behandeln und mit dem Wiedererwärmen der betroffenen Bereiche zu beginnen. Der Patient wurde in einen warmen Raum gebracht, und ich begann mit dem aktiven Wiedererwärmen. Ich tauchte die Hände und Füße des Patienten in warmes Wasser und hielt die Temperatur zwischen 40 und 42 Grad Celsius. Dieser Vorgang musste genau überwacht werden, um Verbrennungen oder weitere Gewebeschäden zu vermeiden. Der Patient blieb 15 bis 30 Minuten im warmen Wasser oder bis die betroffenen Bereiche ihre normale Farbe wiedererlangt hatten und wieder geschmeidig wurden.

Die Schmerztherapie war ein wichtiger Bestandteil der Behandlung. Ich verabreichte intravenös Analgetika, angefangen mit Morphium, um die starken Schmerzen zu lindern, die mit dem Aufwärmvorgang verbunden waren. Zusätzlich verschrieb ich Ibuprofen, um die Entzündung zu lindern und eine anhaltende Schmerzlinderung zu erreichen.

Während der Wiedererwärmung habe ich sorgfältig auf Anzeichen einer Reperfusionsverletzung geachtet, die auftreten kann, wenn der Blutfluss zu zuvor gefrorenem Gewebe zurückkehrt. Dieser Zustand kann erhebliche Schwellungen und weitere Schäden verursachen, wenn er nicht sofort behandelt wird. Glücklicherweise zeigte der Patient keine unmittelbaren Anzeichen einer Reperfusionsverletzung.

Als nächstes konzentrierte ich mich auf die Vorbeugung von Infektionen, einer häufigen und gefährlichen Komplikation von Erfrierungen. Die Blasen, von denen einige bereits geplatzt waren, wurden mit einer antiseptischen Lösung gereinigt. Ich entschied mich zu diesem Zeitpunkt gegen das Debridement der Blasen, da intakte Blasen als Barriere gegen Infektionen wirken können. Auf die geplatzten Blasen trug ich eine antibiotische Salbe auf und bedeckte sie mit sterilen Verbänden.

Ich begann mit einer Behandlung des Patienten mit Breitbandantibiotika, insbesondere Cephalexin, um mögliche bakterielle Infektionen abzuwehren. Ich erklärte dem Pflegepersonal, das bei der fortlaufenden Behandlung der Verletzungen des Patienten helfen würde, wie wichtig es ist, eine saubere Umgebung und eine angemessene Wundversorgung aufrechtzuerhalten.

In der nächsten Behandlungsphase ging es darum, die Möglichkeit langfristiger Schäden zu berücksichtigen und die Geweberegeneration zu fördern. Ich bat um eine Konsultation mit einem Gefäßchirurgen, um das Ausmaß der Gefäßverletzung zu beurteilen und die mögliche Notwendigkeit eines zukünftigen chirurgischen Eingriffs zu besprechen. Erfrierungen können manchmal zu Nekrosen führen, die eine Amputation erforderlich machen, aber diese Entscheidung würde später auf der Grundlage der Reaktion des Patienten auf die Erstbehandlung getroffen werden.

Außerdem habe ich eine Tetanus-Auffrischungsimpfung verabreicht, da Erfrierungen, insbesondere wenn die Haut verletzt ist, das Tetanusrisiko erhöhen können.

Während des gesamten Aufwärmvorgangs und der darauffolgenden Behandlungen habe ich die Vitalfunktionen und den Gesamtzustand des Patienten genau überwacht. Das Aufwärmen kann zu einer erheblichen Freisetzung von Kalium aus geschädigten Zellen führen, was zu Hyperkaliämie führt, einem potenziell lebensbedrohlichen Zustand. Regelmäßig wurden Blutuntersuchungen durchgeführt, um den Elektrolytspiegel und die Nierenfunktion zu überwachen.

Die Reaktion des Patienten auf die Behandlung war vorsichtig optimistisch. Die Farbe und Wärme kehrten in die betroffenen Bereiche zurück, was darauf hindeutet, dass die Wiedererwärmung erfolgreich war. Das Ausmaß der dauerhaften Gewebeschäden würde jedoch erst mit der Zeit sichtbar werden. Ich wies darauf hin, dass sie mehrere Tage lang genau beobachtet werden müssten, um die anhaltende Lebensfähigkeit des betroffenen Gewebes zu beurteilen und eventuell auftretende Komplikationen zu behandeln.

Das Pflegepersonal wurde angewiesen, die Schmerzbehandlung bei Bedarf mit oralen Analgetika fortzusetzen und die betroffenen Bereiche sauber und trocken zu halten. Der Patient wurde außerdem aufgefordert, Hände und Füße hochzulegen, um die Schwellung zu verringern.

In den nächsten 24 Stunden beobachtete ich den Patienten auf Anzeichen einer Verschlechterung seines Zustands. Glücklicherweise bildeten sich keine neuen Blasen und die vorhandenen Blasen blieben frei von Infektionen. Die Schmerzen des Patienten nahmen deutlich ab und er erlangte ein gewisses Gefühl in seinen Fingern und Zehen zurück, was ein positives Zeichen war.

Nach 48 Stunden war der Zustand des Patienten stabil. Die betroffenen Bereiche zeigten Anzeichen der Heilung, obwohl einige Bereiche noch verfärbt und geschwollen waren. Zu diesem Zeitpunkt gab es keine Anzeichen einer Nekrose, aber der Patient wurde darauf hingewiesen, dass weitere Untersuchungen und mögliche Behandlungen erforderlich sein würden, wenn das volle Ausmaß des Schadens deutlich würde.

Vor Ende meiner Schicht sorgte ich dafür, dass der Patient zur Nachsorge an einen Spezialisten für Erfrierungen und Wundversorgung überwiesen wurde. Der Patient benötigte eine kontinuierliche Betreuung, um den Heilungsprozess zu überwachen und etwaige Langzeitfolgen der Erfrierungen zu behandeln, einschließlich Physiotherapie zur Verbesserung der Beweglichkeit und Funktionsfähigkeit.

Zusammenfassend wurde der Patient mit schweren Erfrierungen an Händen und Füßen mit sofortiger Wiedererwärmung, Schmerzbehandlung, Infektionsprävention und engmaschiger Überwachung auf Komplikationen behandelt. Während die anfängliche Reaktion auf die Behandlung positiv war, hängt der langfristige Ausgang vom Ausmaß des Gewebeschadens und der Wirksamkeit der Nachsorge ab.

Weiter Mit
Auf Abruf: Band 2

ÜBER DEN AUTOR

Dr. David Berg ist ein hochqualifizierter und mitfühlender Arzt, der sich auf Innere Medizin spezialisiert hat. Mit seiner Leidenschaft für die Patientenversorgung gelingt es ihm, eine tiefe Verbindung zu Menschen aufzubauen. Angetrieben von seinem Wissensdurst hat er zu bahnbrechender Forschung beigetragen und Kliniken in unterversorgten Gemeinden gegründet. Sein sanftes Auftreten und sein Engagement für eine personalisierte Betreuung haben ihn zu einer beliebten Persönlichkeit in der medizinischen Gemeinschaft gemacht. Dr. David Berg ist ein Leuchtfeuer der Hoffnung, das Leben verändert und andere dazu inspiriert, eine gesündere Welt zu schaffen.

Er liebt Humor, seine Arbeit sowie seine Frau und Familie. Er lebt nördlich von Houston im großartigen Bundesstaat Texas.

BÜCHER VON DAVID BERG, M.D.

STAT: CRAZY MEDICAL STORIES

CRASH: STORIES FROM THE EMERGENCY ROOM

www.ingramcontent.com/pod-product-compliance
Lightning Source LLC
Chambersburg PA
CBHW020427220526
45464CB00002B/597